Rudolf Hiestand

„Gott will es!" – Will Gott es wirklich?

Die Kreuzzugsidee in der Kritik ihrer Zeit

Verlag W. Kohlhammer
Stuttgart Berlin Köln

Die Deutsche Bibliothek – CIP-Einheitsaufnahme

Hiestand, Rudolf:
"Gott will es!" - will Gott es wirklich? / die Kreuzzugsidee in der Kritik ihrer Zeit / Rudolf Hiestand. - Stuttgart ; Berlin ; Köln : Kohlhammer, 1998
(Beiträge zur Friedensethik ; Bd. 29)
ISBN 3-17-015406-0

Stuttgart Berlin Köln
Verlagsort: Stuttgart
Umschlag: Data Images GmbH
Gesamtherstellung:
W. Kohlhammer Druckerei GmbH + Co. Stuttgart
Printed in Germany

Kreuzzug und Friedensidee scheinen eine contradictio in adiecto zu sein. Die Züge Zehntausender, ja Hunderttausender unter dem Zeichen des Kreuzes in den Nahen Osten, auf die iberische Halbinsel, in den Osten und Nordosten Europas und nach Nordafrika sind zweifellos große Ereignisse der Kriegsgeschichte. Nicht zufällig haben sie durch ihren neuartigen Charakter, ihre Bedeutung für die Zeit selbst und ihre Folgen der ganzen Epoche vom Ende des 11. bis zum Ende des 13. Jahrhunderts den Namen gegeben[1].

Im Rahmen der mittelalterlichen Geschichte gelten die Kreuzzüge oft als Inbegriff des Krieges, freilich eines besonderen Krieges. Es handelte sich nicht nur im Sinne der Definition des Kirchenvaters Augustinus († 430) um einen gerechten Krieg, ein *bellum iustum*, ausgerufen von einer legitimen Instanz – dem Papsttum – mit einem legitimen Grund – der Rückgewinnung des verlorenen Hl. Landes –, sondern darüber hinaus um einen Krieg für Gott, der mit der Zusage eines geistlichen Lohnes für die Teilnehmer in Form des Ablasses verbunden war. Bis heute wird er daher in den meisten europäischen Sprachen in Wiedergabe des lateinischen Ausdruckes *bellum sacrum* auch als heiliger Krieg, guerre sainte, holy war usw. bezeichnet. Daß mit diesen Ausdrücken der Sinn von *bellum sacrum* verzerrt und in der Folge daraus oft polemische Interpretationen abgeleitet werden, sei betont. Die Zeit verwendete nie das Wort „heilig“ in unserem Sinne, also *sanctum* oder *beatum*, sondern mit einer wesentlichen Bedeutungsdifferenz *sacrum*, und meinte damit einen Krieg, der seine Teilnehmer, wenn sie sich den Vorschriften entsprechend verhalten, „heiligt“. Daß Krieg an sich, selbst wenn er um des Glaubens willen geführt wird, nie „heilig“ ist, war man sich bewußt.

Ohne näher auf die umstrittene Frage einzugehen, was ein „richtiger“ Kreuzzug sei – ob nur derjenige, der Jerusalem zum Ziele hatte, oder auch der Kampf gegen die Muslims auf der iberischen Halbinsel, im weiteren Sinne jeder Krieg gegen Heiden wo auch immer wie z.B. gegen Prußen und Litauer im Baltikum, schließlich auch ein Krieg gegen nichtlateinische Christen wie die Griechen, gegen Ketzer wie die Katharer und selbst einfach gegen politische Gegner des Papsttums wie die Staufer –, sei hier das Hauptaugenmerk auf die Kreuzzüge in den Osten gerichtet. Dabei darf freilich nicht übersehen werden, daß die Zeit selber eine scharfe Abgrenzung oft nicht vollzog.

---

* Es werden ohne Anspruch auf Vollständigkeit nur knappe Hinweise auf wichtige Literatur und die Belege der angeführten Quellen gegeben.

1 Zu den Kreuzzügen vgl. am besten H. E. Mayer, Geschichte der Kreuzzüge, 8. Aufl. Stuttgart 1995; daneben S. Runciman, Geschichte der Kreuzzüge, 3 Bde., München 1957–1960.

Eine zweite Einschränkung sei vorgenommen. Als eine der größten Neuerungen schuf der Kreuzzug in den Kreuzfahrerstaaten, in Spanien und im deutschen Osten eine Personalinstitution für die Kriegsausübung als offiziell anerkannten „Vollzeitberuf“: die sog. geistlichen Ritterorden, die man als den ersten Ansatz zu den stehenden Heeren der Neuzeit betrachten kann. Templer, Johanniter, Deutscher Orden im Osten, die Orden von Santiago, Calatrava, Alcantara usw. auf der iberischen Halbinsel, die Schwertbrüder und dann der Deutsche Orden im Baltikum hatten ihre Daseinsberechtigung im Kampf gegen die Heiden und damit für die Kirche, wenn auch die Interpretation der Templer als des bewußt geschaffenen militärischen Arms des Papsttums unhaltbar ist[2]. Sie sollen hier außer Betracht bleiben, weil in der Kritik an ihnen nicht die Institution Kreuzzug im Vordergrund stand, nicht ihre Kriegsführung, sondern ihre politische und wirtschaftliche Macht[3].

Aus der Rückschau erscheinen die Ziele Papst Urbans II. bei seinem berühmten Aufruf im November 1095 in Clermont ganz eindeutig die Befreiung Jerusalems und die Gründung von Kreuzfahrerstaaten und einer lateinischen, dem Papsttum unterworfenen Kirche. Doch vermutlich kam Jerusalem als Ziel erst in einem zweiten Schritt hinzu, und eindeutig war in Clermont weder von Eroberung die Rede noch von der Gründung neuer Staaten und Kirchen, vor allem dachte niemand an eine Massenbewegung, sondern nach der Absicht des Papstes und der Konzilsväter sollte eine begrenzte Zahl südfranzösischer Ritter den byzantinischen Kaiser bei der Verteidigung und Rückgewinnung christlicher Gebiete im Osten unterstützen[4].

Zum Kreuzzugskonzil ist Clermont erst durch die unvorhergesehenen Folgen geworden. In Wirklichkeit war es eines der zahlreichen Konzilien des ausgehenden 11. Jahrhunderts, um die neuen Ideen der Kirchenreform umzusetzen. Im Vordergrund stand alles andere als ein Krieg, sondern eines der wichtigsten Postulate der Kirchenreform, genauer die unabdingbare Voraussetzung, damit sie durchgesetzt werden konnte: der Gottesfriede. Mit ihm wurden einerseits bestimmte Bevölke-

---

2 So H. Prutz, Die geistlichen Ritterorden. Ihre Stellung zur kirchlichen, politischen, gesellschaftlichen und wirtschaftlichen Entwicklung des Mittelalters, Berlin 1908. Zu den Ritterorden jetzt vor allem A. Forey, The Military Orders from the Twelfth to the Early Fourteenth Centuries, Basingstock/Hampshire 1992.

3 H. Nicholson, Templars, Hospitallers and Teutonic Knights. Images of the Military Orders 1128–1291, Leicester 1993.

4 Zu Clermont und zum ersten Kreuzzug vor allem A. Becker, Papst Urban II., Bd. 2, Stuttgart 1988.

rungsteile, Kleriker, Mönche, Frauen, Kinder, Arme, aber auch Kaufleute und Pilger (*peregrini*) aus dem Fehdewesen herausgehalten – die sog. *pax Dei* – und andererseits dieses selbst einer Einschränkung auf die Zeit von Montag früh bis Mittwoch abend unterworfen – die sog. *treuga Dei*[5].

Um eine radikale Lösung der im südfranzösischen Raum bestehenden inneren Konflikte herbeizuführen, zeigte der Papst nach dem Augenzeugen Baudri von Bourgueil denjenigen, die sich diesem Friedensgebot nicht beugen wollten, mit einem später von Bernhard von Clairvaux aufgegriffenen Wortspiel die Alternative auf, aus ihrer verderblichen *malitia* eine nützliche *militia* zu machen[6], durch Krieg nach außen Frieden im Inneren zu schaffen. Wenn bei Baudri das Schlüsselwort Friede nicht vorkommt, so beklagte der Papst im Bericht eines anderen Augenzeugen, Fulcher von Chartres, das Grundübel der Zeit sei, daß durch die unablässigen Kriege der weltlichen Herren „der Friede völlig zurückgedrängt werde" (*p a c e m omnino postponi*)[7]. Fulcher läßt daher den Papst in einer ersten Rede sich um *pax* und *treuga* sorgen[8], bevor er die Kreuzzugspredigt mit den Worten anhebt: *„Weil, o Kinder Gottes, wenn ihr Gott den untereinander zu bewahrenden Frieden und den Schutz der kirchlichen Rechte aufrechtzuerhalten mehr als üblich versprochen habt, so besteht eine der Mühe werte Aufgabe darin,*

5 Vgl. H. Hoffmann, Gottesfriede und Treuga Dei, Stuttgart 1964.

6 Baudri von Bourgueil, Historia Hierosolymitana I 4, Recueil des Historiens des Croisades (RHCr.). Historiens occidentaux (HOcc.) 4, Paris 1879, S. 14: *Audite et intelligite: vos accincti cingulo militiae, magno superbitis supercilio; fratres vestros laniatis atque inter vos dissecamini. Non est haec militia Christi, quae discerpit ovile redemptoris. Sancta ecclesia ad suorum opitulationem sibi reservavit militiam, sed vos eam male depravatis in malitiam ... vos pupillorum oppressores, vos viduarum praedones, vos homicidae, vos sacrilegi, vos alieni iuris direptores: vos pro effundendo sanguine Christiano expectatis latrocinantium stipendia ... Porro si vultis animis vestris consuli aut istiusmodi militiae cingulum quantocius deponite aut Christi milites audacter procedite et ad defendendam Orientalem Ecclesiam velocius concurrite, ut et manus homicidas a fraterna nece contineatis et pro fidei domesticis vos exteris nationibus opponatis.* Ganz ähnlich Fulcher von Chartres, Historia Hierosolymitana I 3, 7, ed. H. Hagenmeyer, Heidelberg 1913, S. 136: *Nunc fiant Christi milites, qui dudum exstiterunt raptores, nunc iure contra barbaros pugnent, qui olim adversus fratres et consanguineos dimicabant.*

7 Fulcher von Chartres I 1, 2 S. 120: (Urban II.) *videns autem Christianitatis fidem enormiter ab omnibus tam clero quam populo pessundari et terrarum principibus incessanter certamine bellico nunc istis nunc illis inter se dissidentibus pacem omnino postponi, bona terrae alternatim diripi, multos iniuriose vinctos captivari et in carceres teterrimos truculentissime subrui, supra modum redimi vel intus trifariam angariatos, scilicet inedia, siti, algore, obitu clandestino exstingui, loca sancta violari, monasteria villasque igni cremari, nulli mortalium parci, divina et humana ludibriis haberi.*

8 Fulcher von Chartres I 2 S. 123ff.

daß ihr euch einem anderen Geschäft Gottes und euer selbst zuwendet"[9]. Nicht zufällig nimmt das Gesamturteil Fulchers über Urban den Begriff der *pax* auf: „*Er erneuerte den Frieden und stellte die Rechte der Kirche in ihrem früheren Zustand wieder her, aber versuchte auch, die Heiden aus den Gebieten der Christen mit großem Einsatz zu verjagen*"[10]. Für die Zeitgenossen war der Kreuzzugspapst ein Papst des Friedens, wie er selber die Kreuzfahrer als Kämpfer für den Frieden der Kirche verstand. Daher wird bei Fulcher auch das Jahr des Aufbruches 1096 charakterisiert mit dem Satz *„als Friede und ein gewaltiger Überfluß an Getreide und Wein in allen christlichen Landstrichen anfiel" (quo anno p a x et ingens abundantia frumenti et vini per cuncta terrarum climata exuberavit)*[11].

Noch deutlicher wird die Friedensidee bei Wilhelm von Tyrus in drei Stufen als Kernproblem dargestellt: allgemein nehmen die Laster überhand, denn *„die größeren Herren, die ihre Untertanen zum Frieden anhalten sollten (subiectos ad p a c e m tenebantur dirigere), setzten ihre Landstriche unter Hintansetzung des Friedensbundes (neglecto p a c i s federe)* Brandschatzung, Beute und Raub aus", so daß in eschatologischer Dimension *„mit gestörten Ordnungsprinzipien die Welt in ihr früheres Chaos* (vgl. 1. Mos. 1) *zurückkehren zu wollen scheint*"[12]. Nachdem besonders der Streit zwischen Regnum und Sacerdotium jeden Respekt vor Gott und den Menschen hatte verkommen lassen[13], habe Urban in Clermont Kanones erlassen, „die den Frieden, der zugrundegegangen war, wiederherstellen sollten" *(qui pacem que ... perierat, reformarent)*, und zu deren Umsetzung zum Kreuzzug aufgerufen[14].

---

9 Ebd. I 3 S. 132: *Quoniam, o filii Dei, si p a c e m apud vos tenendam et ecclesiae iura conservanda fideliter sustentare virilius solito polliciti Deo estis, extat operae pretium ut insuper ad aliud Dei negotium et vestrum versetis.*

10 Ebd. I 4, 6 S. 143: *p a c e m renovavit (ecclesiaeque iura in modos pristinos restituit, sed et paganos de terris Christianorum instinctu vivaci effugere conatus est.* Ihm folgt Wilhelm von Tyrus, Chronicon I 14, ed. R. B. C. Huygens, Corpus Christianorum, Continuatio mediaevalis 63/63A, Turnholti 1986, S. 154.

11 Fulcher von Chartres I 6, 2 S. 154.

12 Wilhelm von Tyrus I 8 S. 118: *confusis ordinibus cuncta ferebantur et in chaos pristinum mundus videbatur redire velle.*

13 Ebd. I 13 S. 128: *prius infelix mundus in maligno positus vias sequeretur periculosas huius scismatis occasione ad deteriora declivis omnem dei et hominum post tergum dederat reverentiam.*

14 I 14 S. 130 und 15 S. 134, in Anlehnung an die Worte Baudris, nur viel knapper *arma que cede mutua illicite cruentastis in hostes fidei et nominis christiani convertite, furta, incendia, rapinas, homicidia ... hoc Deo beneplacito redimite obsequio.*

Krieg und Frieden sind einander also näher, als es auf den ersten Blick scheint. So lautete auch das Karfreitagsgebet: „Möge unser Gott und Herr alle barbarischen Völker (dem Kaiser) unterworfen sein lassen zu unserem Frieden (ad nostram perpetuam pacem)"[15]. Was hier noch dem Kaiser zugeschrieben war, übernahm mit der Kirchenreform auch der Papst, der verus imperator[16]. Menschen zu Kämpfern für den Frieden zu machen und zugleich auf den eschatologischen Frieden vorzubereiten, entsprach dem konkreten Ziel, das der Kreuzzug unterdessen hatte. Bedeutete nicht „Jerusalem" seiner etymologischen Bedeutung nach, wie man am Ende des 11. Jahrhunderts dank besserer philologischer Bildung wieder wußte, „die Gründung der Stadt des Friedens"? Im Sinne der augustinischen Definition: „man strebt nicht nach Frieden, um einen Krieg vorzubereiten, sondern man führt Krieg, um den Frieden zu erreichen"[17], war im Kreuzzug einerseits das Erreichen des „Friedens" mit dem Erreichen der „Stadt des Friedens" konkretisiert, andererseits wurde der Kreuzzug zugleich zu einer peregrinatio interna, einer inneren Wallfahrt, auf dem Weg zur pax interna – in einer auffälligen Parallele zur dschihad-Idee, von deren zwölf Stufen nach den islamischen Theologen, vor allen den Sufis, nur die erste und am wenigsten wertvolle, den militärischen Kampf bedeutete, alle anderen aber den Kampf mit bzw. gegen sich selbst[18].

Am Anfang des Kreuzzuges stand also Friedensschaffung und -sicherung für den südfranzösischen Raum, verbunden mit dem Versuch, den orientalischen Christen bei der Rückgewinnung der ihnen entrissenen Gebiete zu helfen, mit den Worten des Papstes eine *liberatio ecclesiae orientalis/orientalium ecclesiarum*, in strategischen Begriffen eine defensive Aktion. Erst bei der Propaganda für den zweiten Kreuzzug lautete das Ziel auch *dilatare terminos christiani imperii*, wurde aus der Defensive ein Instrument zur Ausweitung der christlichen Welt, zur Offensive[19].

---

15 Vgl. z.B. C. Erdmann, Die Entstehung des Kreuzzugsgedankens, Stuttgart 1935, S. 34ff.

16 Horst Fuhrmann, Der wahre Kaiser ist der Papst. Von der irdischen Gewalt im Mittelalter, in: ders., Einladung ins Mittelalter, München 1987, S. 121–134.

17 Augustinus, ep. 207, übernommen bei Gratian, Decretum C. 23 q. 1 c. 3, ed. E. Friedberg, Corpus iuris canonici 1, Leipzig 1879, Sp. 892, vgl. auch Augustinus, De civitate Dei 19, 12.

18 Vgl. Encyclopédie de l'Islam 2, S. 528ff.; A. Noth, Heiliger Krieg und Heiliger Kampf in Islam und Christentum, Berlin 1966; W. Montgomery Watt, Islamic Conceptions of the Holy War, in: Th. P. Murphy, The Holy War. Essays on the Crusades, Columbus 1976, S. 141–156.

19 Chronica regia Coloniensis a. 1147, ed. Waitz, Mon. Germ. Scr. rer. Germ., Hannover 1880, S. 83; zur Wertung des zweiten Kreuzzuges in der Zeit selbst vgl. G. Constable, The Second Crusade as Seen by Contemporaries, Traditio 9 (1953), S. 213–279.

Doch diese neue Konzeption hatte im Nahen Osten nicht lange Bestand. Hätte schon der zweite Kreuzzug der Rückeroberung Edessas dienen sollen, so war seit der Eroberung Jerusalems durch Saladin am 2. Oktober 1187 das Ziel aller Kreuzzüge wieder die Rückgewinnung der verlorenen *civitas sancta* oder – von 1229 bis 1244 – der noch nicht zurückeroberten Teile des Hl. Landes, in augustinischen Kategorien von neuem ein gerechter Krieg aus der Defensive heraus.

Noch einmal: im Jahre 1095 war der Kreuzzug ein Kind der Friedensbewegung. Er sollte Frieden nach innen schaffen, indem er den unruhigsten Elementen, die sich nicht befrieden lassen wollten, einen Ausweg nach außen wies, an die Stelle einer fast unvermeidlich immer wieder erfolglosen Repression eine positive Aufgabenstellung setzte. Man konnte dabei anknüpfen an den seit Jahrzehnten verbreiteten Eintritt abendländischer Ritter in die Dienste des Basileus, so daß entgegen einer berühmten Formulierung Carl Erdmanns weniger eine Militarisierung der Wallfahrt als eine Vergeistlichung dieser Soldfahrt zu einer mit Ablaß versehenen Wallfahrt erfolgte[20].

Die Verbindung der Gottesfriedensbewegung mit einer Hilfe für den Osten war die eigentliche Leistung Urbans II., auch wenn er die Konsequenzen nicht voraussah, als er in seiner Rede die einzeln vorhandenen Bausteine zusammenfügte: die seit dem 10. Jahrhundert in Frankreich entstandene *pax*-Idee, den in Südfrankreich vertrauten Kampf gegen die Muslims in Spanien, die Reconquista, die unter dem Einfluß des Kreuzzuges einen ideologischen Unterbau erhielt, den dort von Papst Alexander II. (1061–1073) gewährten und nun wieder aufgenommenen, wenn auch noch undeutlich formulierten Ablaß, die von Gregor VII. zum ersten Mal zugunsten des Basileus erwogene, jetzt zu einer Hilfe für die östliche Kirche umformulierte Hilfe für das byzantinische Reich. Aus ihnen begann nun ein zusammenhängendes System zu werden, dessen einzelne Teile aufeinander bezogen waren, eben der Kreuzzug[21].

---

20 In ähnlicher Weise suchte Alexander III. um 1180 berüchtigte Söldnerbanden, die als Brabanzonen, Navarresen und Aragonesen ein gravierendes Sicherheitsproblem zu werden begannen, zum Eintritt in den kurz zuvor gegründeten Orden von Mons Gaudii zu bewegen, unter dessen Leitung sie sich gegen die Glaubensfeinde wenden und gleichzeitig Sühne für ihre bisherigen Missetaten leisten sollten; R. Hiestand, Papsturkunden für Templer und Johanniter (Vorarbeiten zum Oriens Pontificius 1), Göttingen 1972 S. 319 Nr. 126, vgl. Herbert Grundmann, Rotten und Brabanzonen, Deutsches Archiv 5 (1942) 419–492.

21 Vgl. Becker, Urban II.; jetzt auch R. Hiestand, Der erste Kreuzzug in der Welt des ausgehenden 11. Jahrhunderts, in: Der Erste Kreuzzug und seine Folgen, Düsseldorf 1996, S. 1–36. E.-D. Hehl, Was ist eigentlich ein Kreuzzug?, Historische Zeitschrift 259 (1994) 297–336.

Dies hatte eine Reihe von Folgen. Weil die *vera militia* des Kreuzzuges den Gottesfriedensmilizen entsprach, standen, wie das erste Laterankonzil im Jahre 1123 unter ausdrücklicher Berufung auf eine vorangehende Verfügung Papst Urbans II. festlegte, neben Geistlichen, Frauen, Kindern, Armen künftig unter der absoluten *pax dei* auch die *peregrini* und damit die Kreuzfahrer[22]. Das Papsttum übernahm ihren Schutz. Als seit dem zweiten Kreuzzug die Herrscher selber das Kreuz nahmen, erstreckte sich der für den einzelnen Kreuzfahrer ausgesprochene Schutz eo ipso auf das Reich des kreuzfahrenden Herrschers. Es war die logische Konsequenz, daß Papst Eugen III. während des zweiten Kreuzzuges als Berater der beiden „Reichsverweser" Frankreichs und Deutschlands, Suger von St-Denis und Wibald von Stablo, über ein Jahr nördlich der Alpen verbrachte, von November 1147 bis Februar 1148 in Trier, was bis zu den großen Reformkonzilien des Spätmittelalters den letzten Aufenthalt eines Stellvertreters Petri auf Reichsboden darstellte. Denn wenn der Kreuzzug eine *pax christiana* zum Schutz der im Osten lebenden Christen schaffen sollte, setzte dies Frieden im Inneren voraus. Es wurde daher eine der tiefsten Sorgen eines Herrschers, vor dem Aufbruch auf den Kreuzzug in seinem Reich den inneren Frieden zu sichern durch die Regelung der Nachfolge für den Fall der Nicht-Rückkehr, durch eine geordnete Verwaltung für die Zeit der Abwesenheit, ggf. auch in Parallele zu Urbans II. Vorgehen in Clermont durch die Entfernung notorisch friedensgefährdender Personen durch Mitnahme auf den Kreuzzug oder Exilierung für dessen Dauer, wie dies Friedrich Barbarossa im Jahre 1189 Heinrich dem Löwen als Alternative stellte[23].

Wie eng Kreuzzug und Friedensbewegung verbunden waren, zeigten die Land- und genauer Königsfrieden. Schon Heinrich IV. verknüpfte den Königsfrieden als Herrschaftsinstrument mit dem Kreuzzug, als er im Jahre 1102/03 zur allgemeinen Überraschung seine Absicht kundtat, nach Jerusalem zu gehen, wenn es gelinge, eine Einigung mit Paschalis II. zu erreichen. Und auf eben diesem Reichstag wurde zum ersten Mal auf Reichsebene der Königsschutz für die Juden proklamiert[24], eine Folge des durch die Verfolgungen des Jahres 1096 in einer neuen Dimension aufgeworfenen Problems des inneren Friedens. Am Ende des 12. Jahrhunderts

---

22 c. 11, ed. G. Alberigo u.a., Conciliorum oecumenicorum decreta, Bologna 1972, S. 199. Schon auf dem ersten Kreuzzug nahm Anselm von Ribemont den Erzbischof Manasses von Reims als Garanten in die Pflicht, Hagenmeyer, Chartae S. 156 Nr. 15 § 20: *Nunc ergo precamur, ut terram nostram in pace custodiatis et ecclesias et pauperes de manibus tyrannorum defendatis.*

23 Arnold von Lübeck, Chronica IV 7, Mon. Germ. Script. rer. Germ., Hannover 1869, S. 128.

24 Mon. Germ. Constitutiones 1, S. 125 Nr. 74, vgl. auch W. Hartmann, Der Frieden im früheren Mittelalter. Zwei Studien, Beiträge zur Friedensethik 12, Barsbüttel 1992.

gehörte Barbarossas berühmtes Brandstifter-Weistum zur Vorbereitung des dritten Kreuzzuges[25].

Ebenso galt es, auf dem Kreuzzug selber für Frieden zu sorgen. Seit dem zweiten Kreuzzug auferlegten die Anführer einen Heeresfrieden mit drakonischen Strafen, die keineswegs nur der inneren Ordnung dienten, sondern auch dem Schutz der Einwohner während des Zuges durch fremde Gebiete. Vor dem Erreichen des Feindesland sollte dieser unter Wahrung des Friedens erfolgen. Faßbar zuerst für die mit Schiffen aufgebrochenen Engländer, Flamen und Rheinländer, die nach Portugal fuhren, gehörte er mit dem dritten Kreuzzug zum üblichen Instrumentarium für die westeuropäischen Heere ebenso wie für das Heer Barbarossas, der kurz nach dem Überschreiten der Reichsgrenze zwei plündernde Ritter öffentlich hängen ließ und in Anatolien unter offenkundigem Unbehagen der Kreuzfahrer die Rückgabe gestohlener Herden erzwang, um den friedlichen Durchzug (*pacificus transitus*) vor der Ankunft im Zielgebiet nicht zu gefährden[26].

Auch für die Konflikte zwischen den christlichen Reichen ist die friedensschaffende Politik des Papsttums als Nebeneffekt seiner Bemühungen um den Kreuzzug nicht zu unterschätzen. Denn ein neuer Kreuzzug, der seit den 1160er Jahren, vor allem seit 1187 als ständiges Aufgabenfeld die Politik des Papsttums begleitete, setzte voraus, daß zwischen den abendländischen Reichen Frieden bestand. Immer wieder suchten päpstliche Legaten zwischen Frankreich und England zu vermitteln, später zwischen England und Schottland, Frankreich und Aragón, Friedrich II. und den Lombarden. Ende des 13. Jahrhunderts bemühte sich Gregor X. jahrelang, innerabendländische Konflikte beizulegen, um den auf dem 2. Lyoner Konzil 1274 beschlossenen Kreuzzug durchzusetzen. Der große Kreuzzugsprediger Heinrich von Albano gab im Jahre 1188 der Sorge um diesen „Unfrieden" schärfsten Ausdruck, als er in seiner Schrift „De peregrinante civitate Dei" mit Blick auf England und Frankreich klagte: „schon bekämpft das Kreuz das Kreuz und der mit dem Kreuz Gekennzeichnete den mit dem Kreuz Gekennzeich-

25 Mon. Germ. Diplomata Friedrich I. Bd. 4 Nr. 988.

26 Chronica regia Coloniensis S. 146; vgl. R. Hiestand, *Precipua totius christianismi columpna.* Friedrich Barbarossa und der Kreuzzug, in: A. Haverkamp (Hg.), Friedrich Barbarossa, Vorträge und Forschungen 40 (1992), S. 51–108, S. 84ff. und H. Conrad, Gottesfrieden und Heeresverfassung in der Zeit der Kreuzzüge, Zeitschrift der Savigny-Stiftung für Rechtsgeschichte. Germ. Abt. 61 (1941), S. 71–126.

neten“[27], und daher den englischen Thronfolger Richard Löwenherz nach dessen Lehenseid an Philipp II. gegen Heinrich II. offen als Friedensbrecher verurteilte[28]. Diese Spannung führte zu jener fast sensationell zu nennenden Situation, daß im Oktober 1188 die Grafen von Flandern und von Blois, die das Kreuz genommen hatten, ihrem Lehensherrn und König Philipp II. Augustus die weitere Mitwirkung an den Kämpfen gegen den englischen König aufkündigten, bis er sein Kreuzzugsgelübde erfüllt habe, mit modernen Begriffen ein Streik der Generäle gegen den Oberkommandierenden[29].

Die im Inneren friedensstiftende Wirkung des Kreuzzuges war freilich nur eine Seite. Durch seine Ausweitung zur Massenbewegung, die sich den bisherigen Führungskräften entzog, wurde er zugleich friedensgefährdend. Zwei päpstliche Briefe aus dem Herbst 1096, die stellvertretend als Trümmer einer viel umfangreicheren Korrespondenz gelten dürfen, zeigen die aufbrechenden Probleme. Während ein an alle Gläubigen, die Fürsten und ihre Untertanen gerichteter Brief nach Flandern von Ende 1095 offensichtlich noch allein waffenfähige Ritter als Teilnehmer sah[30], auferlegte neun Monate später ein Brief nach Bologna den Bischöfen in einer nicht ganz klaren Ausdrucksweise, entweder niemanden von ihren Pfarrkindern ohne den Beistand von Klerikern ziehen zu lassen oder jene bei eigenem Aufbruch nicht ohne Kleriker zurückzulassen, den verheirateten *juvenes*, nicht ohne die Zustimmung ihrer Ehefrauen aufzubrechen[31]. Im vorangehenden Satz wurde den Klerikern verboten, ohne Zustimmung des Bischofs, den Mönchen ohne Zustimmung der Äbte mitzugehen[32]. Kurz darauf reichten gegenüber den kreuzzugsbegeisterten Mönchen von Vallombrosa bloß mahnende Worte nicht mehr aus, so daß es nun ganz dezidiert hieß: „wir verbieten, wir untersagen euch, auf den Kreuzzug zu gehen“ usw.[33]

---

27 De peregrinante civitate § 13, Migne PL. 204, Sp. 350–361; vgl. auch Y. Congar, Henri de Marcy, abbé de Clairvaux, cardinal-évêque d’Albano et légat pontifical, Studia Anselmiana 43 (1958), S. 45–52.

28 Roger von Howden, Chronica, ed. W. Stubbs, Rolls Series 51, London 1869–72, 2, S. 154: *eo quod pacem illam disturbaret.*

29 Gesta Heinrici II et Ricardi I, ed. W. Stubbs, Rolls Series 49, London 1866, 2, S. 48f.

30 Hagenmeyer, Epistolae S. 136 Nr. 2.

31 Hagenmeyer, Epistolae S. 137 Nr. 3 § 5: *porro episcopis cura sit, ne parochianos suos sine clericorum consilio et prouisione dimittant. iuvenibus etiam coniugatis prouidendum est, ne temere tantum iter sine coniuentia uxorum suarum adgrediantur.*

32 Ebd.: *Neque clericis vero, neque monachis sine episcoporum uel abbatum licentia illuc eundi concedimus facultatem;* vgl. auch Robert von Reims, Historia Hierosolymitana, RHCr.HOcc. 3, Paris 1869, S. 729.

33 Ed. Papsturkunden für Kirchen im Heiligen Lande, Vorarbeiten zum Oriens Pontificius 3, Göttingen 1985, S. 88 Nr. 2.

Was hat dies mit Frieden zu tun? Herren, die ihren Besitz ungeschützt zurücklassen, Dörfer, in denen Bauern abziehen, junge Männer, die ihre Frauen verlassen[34], Gläubige, die ohne geistlichen Beistand auf lange Zeit von zu Hause weggehen, Pfarrspiele, deren Priester sich entfernen, Klöster, aus denen die Mönche davonziehen, drohten alles zu gefährden, was die Reformbewegung eben mühsam aufgebaut hatte: Ehe, kirchliche Zucht, Seelsorge, mit anderen Worten den inneren Frieden auf den unteren Ebenen der Gesellschaft. Ehe er begonnen hatte, gefährdete der Kreuzzug, der nach außen Frieden herstellen, im Inneren Frieden durch die Entfernung unruhiger Elemente sichern sollte, den Frieden, weil er festgefügte Ordnungen zerbrach. Auch der Kreuzzug konnte also Unordnung darstellen bzw. mit den Worten von Wilhelm von Tyrus Chaos[35].

Unordnung begleitete bekanntlich den Verlauf des ersten Kreuzzuges, längst bevor man das Zielgebiet erreichte: in Nordfrankreich und im Rheinland durch Judenverfolgungen, auf dem Balkan durch Auseinandersetzungen mit den Ungarn, auf dem Boden des byzantinischen Reiches, dem man doch zu Hilfe kommen wollte, durch schwere Konflikte mit dem als Anführer des Kreuzzuges vorgesehenen Basileus, die in mühsamen Verhandlungen überwunden werden mußten. Bezeichnend stellte ein Brief der Kreuzfahrer vom Frühjahr 1098 aus dem Lager vor Antiochia an den Anfang die Mitteilung: *„wie zwischen uns und dem Kaiser Friede hergestellt worden ist“ (qualiter inter nos et imperatorem facta sit p a x)*[36]. Die Kreuzfahrer wußten, daß sie eigentlich ein Unternehmen des Friedens betrieben.

Auf einer dritten Ebene wird der Kreuzzug nach der Eroberung Jerusalems im Frühjahr 1100 vom Nachfolger Urbans II., Papst Paschalis II., in biblisch-eschatologischer Sicht als Ankunft des göttlichen Friedens auf Erden gesehen. Nachdem, wie Wilhelm von Tyrus schrieb, vor dem Kreuzzug das „Chaos“ wiederzukehren schien[37], so war nun nach den Worten des Papstes eine andere Zeit angebrochen: *Gloria in altissimis Deo, et in terra p a x hominibus bonae voluntatis* (Luk. 2, 14)[38].

---

34 Zu diesem Aspekt vgl. J.A. Brundage, The Crusader's Wife revisited, Studia Gratiana 14 (1967), S. 241–251.

35 Von der Zeit her gesehen war eben das ganze Unternehmen „unordentlich“, wie Baudri von Bourgueil, Prologus S. 9, freilich ins Positive gewendet, sagt: *Quis tot principes, tot duces, tot milites, tot pedites sine rege, sine imperatore dimicantes eatenus audivit?*

36 Hagenmeyer, Epistulae S. 153 Nr. 12 § 2.

37 Vgl. S. xx und Anm. 12.

38 JL. 5835, ed. zuletzt Hiestand, Papsturkunden für Kirchen im Heiligen Lande 3, S. 90 Nr. 4. Es folgt freilich sogleich die Mahnung: *curate nunc ad meliora semper tendere, pacem in omnibus conservare* (Röm. 12, 18; Hebr. 12, 14 und Tim. II 2, 22).

Doch an anderer Stelle wurde schon vorher die Idee des Kreuzzuges in ihrem innersten Kern getroffen. Während der Belagerung von Antiochia hatten die Führer im Frühjahr 1098 mit den Seldschuken Verhandlungen geführt, auf dem Marsch nach Süden im Jahre 1099 Abkommen mit den am Wege liegenden Städten über Geldzahlungen und Proviantlieferungen getroffen und mit den Fatimiden Ägyptens eine Einigung über Jerusalem gesucht. Konnte es Frieden zwischen den Kreuzfahrern und ihren Gegnern geben? Vor allem kleine Kreuzfahrer stellten im 12. und 13. Jahrhundert bei ihrer Ankunft im Osten zu ihrer hellen Empörung fest, daß sich zwischen den Franken und ihren muslimischen Nachbarn sowohl im Alltag als auch im staatlichen Bereich eine, wenn auch brüchige Koexistenz eingestellt hatte, völkerrechtlich nicht wirklich ein Friede, schon weil dies nach islamischem Recht mit Ungläubigen nicht möglich war, doch längerfristige Waffenstillstandsvereinbarungen[39]. Stand dies nicht im totalen Widerspruch zur Kreuzzugsidee, die von einer militärischen Auseinandersetzung zwischen Gut und Böse, den rechtgläubigen Kreuzfahrern und den verworfenen Feinden Gottes und der Kirche ausging? Ihren Höhepunkt fand diese Spannung in der Kontroverse zwischen dem Kreuzfahrer Friedrich II. und dem Patriarchen Gerold von Jerusalem, der nach dem Friedensvertrag des Staufers mit dem Sultan al-Kamil, der nach vierzig Jahren vergeblicher Bemühungen fast ganz Jerusalem, Bethlehem und den freien Zugang zu den Heiligen Stätten einbrachte, sich empörte, Muslims hätten in Bethlehem nichts zu tun, sondern seien totzuschlagen[40].

Welchen Weg die Kreuzzugsidee und der Kreuzzug gegenüber dem Friedensproblem gingen, zeigt besonders deutlich der spektakuläre vierte Kreuzzug. Er brachte einen zweimaligen Angriff auf christliche Staaten: Ungarn und Byzanz und die fürchterliche Plünderung der Kaiserstadt am Bosporus, die einen unheilbaren Bruch zwischen Lateinern und Griechen zur Folge hatte. Dem stand nach erstem Eindruck die lange ersehnte Einheit mit der griechischen Kirche, genauer die Anerkennung des römischen Primats durch Konstantinopel gegenüber. Jubel und Tadel vermischten sich. Konnte ein Kreuzzug zur gewaltsamen Niederlassung in einer christlichen Stadt führen, konnte ein Kreuzzug ein neues Ziel erhalten, das nicht Jerusalem war?

---

39 Vgl. R. Hiestand, Kreuzzug und Friedensidee, in: Frieden in Geschichte und Gegenwart, Düsseldorf 1985, S. 46–57.

40 Vertrag Friedrichs mit dem Sultan und die Begleitbemerkungen Gerolds, ed. Mon. Germ. Epist. s. XIII, ed. Rodenberg Bd. 1, S. 296 Nr. 380, und das Rundscheiben Gregors IX. vom 18. Juli 1229, ebd. S. 315 Nr. 397.

Doch wenn der Kreuzzug ein Instrument zur Friedenssicherung darstellte, der Papst zum Friedensgaranten wurde, aber zugleich als legitime Instanz bestimmte, wer als Friedensstörer anzusehen sei, gegen den der Kreuzzug ausgerufen werden konnte, war einer extensiven Auslegung Tür und Tor geöffnet. Das Papsttum hatte ein einzigartiges politisches Instrument gewonnen. Was dies bedeutete, wurde bald offenkundig, als es nicht von geistlichen, sondern weltlich-politischen Interessen aus entschied, wer gegen seine Interessen verstoße, müsse das Objekt eines Kreuzzuges sein. Schon Innozenz II. verhieß im Schisma von 1130 für den Kampf gegen seinen Gegner Anaklet II. und dessen politischen Schirmherrn Roger II. von Sizilien auf dem Konzil von Pisa 1135 den Kreuzzugsablaß[41], Ende des 12. Jahrhunderts wurde der Kampf gegen die Ketzer unter die Fahne des Kreuzzuges gestellt, im 13. Jahrhundert vor allem die Auseinandersetzung mit den Staufern. Eine Inflation des Kreuzzuges, in modernen Augen eine Pervertierung, setzte ein. Der Einmarsch der sog. Schlüsseltruppen Papst Gregors IX. in das Königreich Sizilien unter der Fahne eines Kreuzzuges stellte daher nur den Höhepunkt dieser Entwicklung dar. Wieder schuf der Kreuzzug inneren Unfrieden, nun aber nicht als eine spontane Bewegung, die den Herrschenden entglitt, sondern als ein Herrschaftsinstrument, das der Machtmehrung dienen sollte.

II.

Kommen wir zum Problem der Kreuzzugskritik. Nur einige Punkte können herausgegriffen werden. Dabei sind grundsätzliche Überlegungen vorauszuschicken, bevor die Entwicklung im 12. und 13. Jahrhundert wenigstens in Streiflichtern aufgezeigt wird. In der Kreuzzugskritik müssen vorerst Kritik an einzelnen Teilnehmern und Ereignissen und die eigentliche Kritik an der Idee als solcher getrennt werden. Für beide gilt jedoch, daß sie lange in eher beiläufigen Bemerkungen und zwar meist in indirekter Form aus einer durch sie hervorgerufenen Reaktion faßbar sind. Unter Kreuzzugskritik seien hier vor allem im engeren Sinne explizite Argumente gegen die Institution Kreuzzug verstanden, also nicht etwa die Schuldzuweisungen nach dem Scheitern des Unternehmens gegen Damaskus im Jahre 1148, die Vorwürfe gegen den päpstlichen Legaten Pelagius von Albano auf dem fünften Kreuzzug, auch nicht die wachsende Zahl von Stimmen, die sich im 13. Jahrhundert gegen die Kreuzzugssteuern des Papsttums und einzelner Staa-

[41] Vgl. jetzt D. Girgensohn, Das Konzil von Pisa 1135 in der Überlieferung des Pisaner Konzils von 1409, Festschrift H. Heimpel, Göttingen 1972, 2, S. 1063–1098, S. 1095.

ten richteten, deren Erträge, wie man bald feststellte, nur zum geringsten Teil dem Hl. Land zugute kamen[42], oder die Einwände gegen die Möglichkeit einer finanziellen Ablösung des Kreuzzugsgelübdes[43]. Diese war im übrigen, wie nicht übersehen werden darf, unumgänglich, um einerseits einen Kreuzzug von militärisch ungeeigneten Elementen zu entlasten, andererseits auch solchen Personen einen Weg zum Ablaß zu öffnen. Alle diese Stimmen bestritten nie, daß der Kreuzzug erlaubt sei, für einen „richtigen" Kreuzzug Geld benötigt werde, der Ablaß prinzipiell erteilt werden könne.

Ebenso ist zu unterscheiden zwischen Kritik aus dem eigenen Lager und Kritik von außen, d.h. in unserem Fall vor allem von Seiten der Griechen und von seiten der Muslims und zwischen Kritik, die von Teilnehmern und unmittelbaren Berichterstattern herrührt, freilich meist Einzelerscheinungen betraf, und kirchenrechtlichen und theologischen Erörterungen, wie sie sich u.a. in Kreuzzugsplänen und -gutachten niederschlugen[44].

Schließlich stellt sich die Frage, und sie macht die Erfassung der wirklichen Bedeutung der Kreuzzugskritik besonders schwierig, wie die einzelnen Zeugnisse zu werten sind. Gegen die Darlegungen von Palmer A. Throop, der kritische Stimmen z.T. als Beleg für eine allgemeine Haltung annahm[45], hat Elizabeth Siberry vor einigen Jahren eine grundlegende Neubewertung gefordert, da es sich nur um vereinzelte Äußerungen handle und man rezeptionsgeschichtlich nicht an ein breites Publikum denken dürfe[46]. Sie hat freilich das numerische Argument zu sehr betont und übersehen, daß wer den Kreuzzug grundsätzlich in Zweifel zog, sich gegen das Papsttum stellte und seit dem Ende des 12. Jahrhunderts leicht riskierte, in die Nachbarschaft der Ketzer gerückt zu werden. In der Mitte des 13. Jahrhunderts weitete der Kanonist Hostiensis den von der Kirche als einer legitimierten Gewalt getragenen Krieg neben dem Kampf gegen Feinde des christlichen

---

42 Siberry (wie Anm. 46) S. 111–149.

43 Ebd. S. 150–155.

44 Auf die Haltung der großen systematischen Theologen soll hier aus mangelnder Fachkompetenz nicht eingegangen werden. Wichtige Aussagen zum Verhältnis von *bellum iustum* und Kreuzzug bei Thomas von Aquino finden sich bei G. Beestermöller, Thomas von Aquin und der gerechte Krieg. Friedensethik im theologischen Kontext der Summa Theologiae (Theologie und Frieden 4), Köln 1990.

45 P. A. Throop, Criticism of the Crusade. A Study of Public Opinion and Crusade Propaganda, Amsterdam 1940.

46 E. Siberry, Criticism of Crusading 1095–1274, Oxford 1985.

Glaubens (äußerer Kreuzzug) ausdrücklich auch auf dogmatische Abweichungen und auf Rebellen gegen die hierarchische Ordnung (innerer Kreuzzug) aus[47].

Die grundsätzliche theologische und kirchenrechtliche Frage, ob die Kirche Krieg führen, ob Christen das Schwert ergreifen und töten dürften, damit die grundsätzliche Frage nach dem Wesen des Kreuzzuges und seiner Legitimität brach früh auf. Formal erfolgt sie in den Quellenberichten zuerst von außen, bei den Judenverfolgungen in den erregten Auseinandersetzungen zwischen Opfern und Tätern und dann, als König Balduin I. im Frühjahr 1101 die Küstenstadt Caesarea belagerte, durch muslimische Unterhändler. Sie sollen die Frage gestellt haben: „Meine Herren, die ihr Lehrer des christlichen Gesetzes seid, weshalb befehlt ihr euren Leuten, uns zu töten und uns unser Land wegzunehmen, wenn doch in eurem Gesetz geschrieben steht, daß keiner einen anderen töte, der die Gestalt eures Gottes hat, oder sein Gut wegnehme. Und wenn wahr ist, daß dies in eurem Gesetz steht, haben wir nicht die Gestalt eures Gottes? Also handelt gemäß eurem Gesetz!". Sie erhielten die juristisch absichernde Antwort: Caesarea sei Eigentum des Apostels Petrus, das die Kreuzfahrer für ihn zurückgewinnen müßten[48]. In einem üblichen Verfahren wurde ein eigenes Problem dem Feind als Frage in den Mund gelegt und dann widerlegt; doch wir dürfen daraus entnehmen, daß die Frage nach der Berechtigung eines solchen Krieges, vor allem des damit verbundenen Tötens – man denkt sogleich an aktuelle Diskussionen –, einen erheblichen Teil jener beschäftigte, die bei der Belagerung anwesend waren.

Ein Vierteljahrhundert später versicherte ein Brief aus den Jahren 1128–1136, den man bald Hugo de Payns, bald Hugo von St-Victor zugeschrieben hat, den Zweifelnden unter den ersten Templern, die von der Behauptung beeindruckt waren, das Töten von Feinden sei *illicitum seu perniciosum*, d.h.. widerrechtlich und eine Sünde, in Wirklichkeit seien Muslims Feinde des Glaubens und des Friedens, was dagegen die Templer täten, sei die Verteidigung von Christen und daher kirchenrechtlich erlaubt[49]. Dies deckte sich mit der wenige Jahre darauf von Gratian im Dekret (um 1140) entwickelten Theorie des Krieges, die nach allgemeiner Auffassung auf dem Hintergrund des Kreuzzuges entstanden ist. Dennoch darf seiner Frage, ob der Krieg sündhaft sei, nicht vorschnell nur rhetorischer Charakter zuge-

47 Vgl. J. A. Brundage, Holy War and the Medieval Lawyers, in: Murphy, The Holy War (wie Anm. 18) S. 99–140, S. 111.

48 Caffaro, Annali Genovesi, ed. L. T. Belgrano, Fonti per la storia d'Italia 11, Roma 1890, S. 9f.

49 J. Leclercq, Un document sur les débuts des templiers, Revue d'histoire ecclésiastique 52 (1957), S. 81–91.

schrieben werden, indem er einen Scheingegner aufbaue, um seine a priori feststehende, anderslautende Auffassung besser darlegen zu können. Es ist gegen eine solche Interpretation mit berechtigtem Einwand gezeigt worden, daß Gratian durch die Art seiner Darstellung gerade auch die von den Gegnern angeführten Schriftstellen wieder ins Bewußtsein gerufen hat[50]. Doch Gratians eigene Haltung ist eindeutig. Ein *bellum iustum* – den Begriff des *bellum sacrum* kennt er nicht – sichert den Frieden der Kirche; daher ist auch derjenige, der auf dem Kreuzzug einen Feind tötet, kein Totschläger oder Mörder[51]. Daß die Frage immer noch offen war, zeigt in der Mitte des 12. Jahrhunderts ein kanonistisches Responsum an den Patriarchen von Jerusalem, daß die Tötung von Gegnern im Krieg erlaubt sei[52].

In den folgenden hundert Jahren erarbeiteten die Kanonisten eine so umfassende Begründung für den gerechten Krieg und für den „heiligen" Krieg und damit für den Kreuzzug, daß eine theoretische Widerlegung kaum mehr durchführbar war, obwohl etwa die Glossa ordinaria zum Dekret zugestand, daß die Christen im Prinzip Sarazenen und Juden lieben müßten wie sich selbst[53]. Von den vier Kriterien des Augustinus – Kriegserklärung durch eine legitimierte Autorität, gerechtfertigter Kriegsgrund, keine andere Lösungsmöglichkeit und angemessene Formen der Kriegsführung[54] – konnte im Blick auf den Orientkreuzzug seither nur noch das dritte zu Erörterung Anlaß geben, die Frage: kriegerische Mittel bzw. Gewalt oder friedliche Mittel bzw. ohne Gewalt, mit anderen Worten die Frage Kreuzzug oder Mission?

Im chronologischen Ablauf setzte Kritik, wie gezeigt, schon wenige Monate nach dem Aufruf Urbans II. in Clermont ein, kaum hatten die weitgehend ungeordneten Scharen unter der Führung Peters des Einsiedlers, Walter Habenichts u.a. sich auf den Weg gemacht. Konkret entzündete sie sich an den Judenverfolgungen in den nordfranzösischen und rheinischen Städten, allgemeiner an der sich weltlicher und kirchlicher Kontrolle entziehenden Spontaneität. Doch im Sinne unserer Definition handelte es sich um Kritik an Erscheinungen. Auch die von Ekkehard von

---

50 So Brundage, Holy War S. 107f.

51 C. 23 q. 5 c. 13 Sp. 935.

52 Vgl. J. Leclercq, Gratien, Pierre de Troyes et la seconde croisade, Studia Gratiana 2 (1954) S. 489.

53 Glossa ordinaria zu D 2 de pen. c. 5 ad v. participes: *Ergo Iudei et Sarraceni proximi nostri sunt et diligendi a nobis ut nos*", zit. bei Brundage, Holy War S. 137 Anm. 150.

54 Vgl. Brundage, Holy War S. 102; ders., Medieval Canon Law and the Crusader, Madison 1969; F. H. Russell, The Just War in the Middle Ages, Cambridge 1975.

Aura angeführten Äußerungen deutscher Beobachter waren Ausdruck des Unverständnisses, nicht einer fundamentalen Kritik, um so weniger als kurz darauf andere Deutsche das ganze Unternehmen für sich in Anspruch nehmen wollten[55].

Gegenüber dieser von außen erhobenen Kritik brauchten sowohl die Muslims als auch die Griechen längere Zeit, bis sie das Wesen des Kreuzzuges wenigstens in seinen Grundzügen erkannten. Eine eigentliche Kritik des Kreuzzugsgedankens erfolgte von islamischer Seite nicht, denn Kritik erfordert eine Argumentation auf der Ebene des Gegners und braucht Adressaten, die sie vernehmen können. Solche gab es für arabische Äußerungen auf der Seite der Kreuzfahrer schon aus sprachlichen Gründen nicht. Wohl suchten muslimische Prediger mit einer Gegenpropaganda die eigenen Kräfte zu mobilisieren und den Kreuzzug als einen Angriff der Christen auf islamisches Gebiet (*dar al-Islam*) zu verurteilen. Dazu gehörte als Gegenstück zum Kreuzzug die zunehmende, vorerst zu erheblichem Teil mehr instrumental als essentiell konzipierte Betonung der Stellung Jerusalems als Heiliger Stadt des Islams[56]. Doch eine Kritik, wie sie Caffaro den muslimischen Verteidigern von Caesarea in den Mund legte, die dem Kreuzzug den Dekalog und das christliche Liebesgebot gegenüberstellt, findet sich in den muslimischen Quellen nicht.

Auch bei den Griechen bestand ein weitgehendes Unverständnis, daß Jerusalem und das Hl. Land unter religiösem Impuls als ein Werk für Gott zurückgewonnen werden sollten. Es ließ sich mit der byzantinischen *oikonomia* verbinden, daß zwischen der Idee des über die ganze Oikumene herrschenden Basileus, dem als antikes bzw. frühchristliches Erbe im besonderen die Verantwortung auch für die außerhalb der Reichsgrenzen lebenden Erdenbewohner zufiel, und der Wirklichkeit eines nur noch einen kleinen Teil der bewohnten Erde beherrschenden Reiches eine tiefe Kluft bestand. Wie christliche Gruppen, die nicht mit der Kirche von Konstantinopel im Einklang standen, innerhalb der Reichsgrenzen leben durften, solange sie die politische Herrschaft des Reiches nicht gefährdeten, so bekanntlich auch nichtchristliche Gruppen und selbst Muslims, für die es seit dem 11. Jahrhundert in Konstantinopel eine Moschee gab.

---

55 Ekkehard, Chronik, ed. F.-J. Schmale, Darmstadt 1972, S. 140 und Johannes von Würzburg, ed. R. B. C. Huygens, Corpus Christianorum. Continuatio Mediaevalis 139, Turnholt 1994, S. 124.

56 Vgl. E. Sivan, L'Islam et la croisade. Idéologie et propagande dans les réactions musulmanes aux Croisades, Paris 1968.

Dementsprechend hatte Byzanz nie die Idee eines heiligen Krieges im westlichen Sinne entwickelt[57]. Vor allem entzog sich der griechischen Vorstellungswelt die aktive Mitwirkung des Klerus im Heer, insbesondere waffentragender Bischöfe, die schon der Tochter Kaiser Alexios' I., Anna Komnene, als das eigentliche Ärgernis erschienen[58]. Zudem kennt die orthodoxe Kirche keinen Ablaß (und kein Fegefeuer), weder im Sinne eines Erlasses der Bußstrafen noch im Sinne eines Erlasses der weltlichen Sühne für Sünden. Damit entzog sich den Byzantinern das tiefere Verständnis für eine der treibendsten Kräfte des Kreuzzuges, in dem sie aufgrund früherer Erfahrungen entweder nur mehr oder weniger barbarische, plündernde und marodierende Scharen sahen oder gar eine Camouflage für eine Eroberung Konstantinopels, später für den Versuch, die griechische Kirche dem Papst zu unterwerfen. Die vor allem vom Mönchtum getragene antilateinische Haltung führte zu jener Predigt des Patriarchen in der Hagia Sophia, in der er in Gegenwart der Gesandten Friedrich Barbarossas im Sommer 1189 das Totschlagen von Kreuzfahrern als ein religiöses Verdienst bezeichnete[59].

Im Westen hatte der unerwartete Erfolg des ersten Kreuzzuges vorerst alle Ansätze zu Zweifeln weggefegt. Daran änderten die Ausschreitungen bei der Eroberung Jerusalems nichts. Auch hier galt: *Deus lo vult*! Anders wurde es nach dem kläglichen Scheitern des Kreuzzuges von 1101 wegen der riesigen Zahl von Opfern, die erklärt werden mußte. Der Hinweis allein auf die Überheblichkeit der Führer oder auf die Unvernunft des Volkes, das sich von emotionalen Kräften habe bestimmen lassen[60], reichten für eine größere Öffentlichkeit nicht aus, schon weil der Kreuzzug ja eine heiligende Wirkung haben sollte. Der Mißerfolg des zweiten Kreuzzuges verstärkte diese Stimmen. Es kamen Zweifel an der Theodizee auf, die zu einer immer umfassenderen Ausweitung des ursprünglich konkreten alttestamentlichen Retaliationsprinzips auf die allgemeine Sündhaftigkeit der menschlichen Gesellschaft führten, die *peccatis nostris exigentibus*, wie es nun in allen Kreuzzugsaufrufen hieß, eine göttliche Strafe empfangen habe.

---

57 Zum Problem des Heiligen Krieges in der byzantinischen Welt vgl. jetzt A. Kolia-Dermitzaki, Ho byzantinos hieros polemos, Athen 1991 und dies., Die Kreuzfahrer und der Kreuzzug im Sprachgebrauch der Byzantiner, Jahrbuch der Österreichischen Byzantinistik 41 (1991), S. 163–188.

58 Anne Comnène, L'Alexiade X 10, 3, ed. B. Leib, 4 Bde., Paris 1935–1976, 3, S. 227.

59 Ps.-Ansbert, Historia de expeditione Friderici, ed. A. Chroust, Mon. Germ. Script. rer. Germ. N.S. 5, 1928, S. 43.

60 Vgl. Wilhelm von Tyrus, Chronicon X 12 (13) S. 466f., der den Mißerfolg einerseits auf die *invidia* und den Verrat der Griechen, andererseits auf den Mangel an *caritas* und *disciplina* unter den Kreuzfahrern zurückführte: *Nullum inter se habentes vinculum caritatis et illam quam prior exercitus observaverat, disciplinam omnino contempnentes.*

Schon vorher war das in Clermont und durch die Kreuzzugspropaganda entworfene Bild eines inferioren Gegners ins Wanken geraten, als man zum ersten Mal einem geordneten türkischen Heer gegenüberstand und dessen, wenn auch ganz anders geartete Kampftechnik Respekt einflößte. Man half sich mit dem Mythos, daß Franken und Türken von den Trojanern abstammten, daher nur sie Ritter sein könnten, von denen bedauerlicherweise die östlichen den richtigen Glauben (noch) nicht gefunden hätten[61].

Viel unmittelbarer für die Idee des Kreuzzuges brach früh die Frage auf, die uns schon bei der Reaktion der Byzantiner begegnet ist, ja schon in den Briefen Urbans II. nach Bologna und nach Vallombrosa angesprochen wird: wieweit nämlich Kleriker auf den Kreuzzug ziehen dürften, und vor allem wie sie sich auf ihm zu verhalten hätten[62]. Daß Urban II. die Teilnahme von Klerikern zu regulieren suchte, haben wir bereits gesehen, doch im Jahre 1187 galt der Tod des Bischofs Rufinus von Akkon, der mit einem Panzer in den Kampf gezogen war, wo er die Hl. Lanze als Reichsreliquie trug, als gerechte Strafe für diesen Verstoß gegen priesterliche Haltung[63]. Ihm wie auch dem kalabrischen Bischof Arnulf von Martirano, der im August 1099 von einem Botenauftrag nicht mehr zurückkehrte, und trotz einiger entsprechender Ansätze dem Erzbischof Hugo von Edessa, der im Jahre 1144 bei der Verteidigung der Stadt ums Leben kam, blieb der Status eines Märtyrers versagt.

Wenn die erste Frage nach der Teilnahme von Klerikern an sich durch die Bestellung Bischof Adhemars von Le Puy zum Kreuzzugslegaten am 28. November 1095 in Clermont, um die Kreuzfahrer nicht der geistlichen Betreuung entbehren zu lassen, im Einzelfall positiv beantwortet worden war[64], so verhielt es sich anders mit der Teilnahme am Kampf. Erst im 13. Jahrhundert hatten die Kanonisten einigermaßen Klarheit geschaffen, mußten aber zugeben, daß auch wohl begründete abweichende Meinungen bestanden. Wenn Kleriker den Kreuzfahrern vor einer Schlacht geistliche Stärkung verabreichen und sie segnen, auch unbewaffnet

---

61 Gesta Francorum et aliorum Hierosolimitanorum, ed. R. Hill, London 1962, S. 21. Ich übergehe den zweiten und dritten Kreuzzug und ebenso den vierten Kreuzzug, der eine eigene Behandlung erfordern würde.

62 Vgl. F. Poggiaspalla, La Chiesa e la participazione dei chierici alla guerra nella legislazione conciliare fino alle Decretali di Gregorio IX, Rivista di storia del diritto italiano 32 (1959) S. 233–247.

63 Gesta Heinrici secundi 2, S. 22.

64 Im Herbst 1096 erhielten zwei weitere nordfranzösische Kleriker vom Papst die *cura animarum*, Chronique de St-Pierre-le-Vif, ed. R. Bautier-M. Gilles, Paris 1979, S. 184ff.

sie in den Kampf begleiten durften, so waren darüber hinaus schwierige Zwischenstufen zu klären. Durften sie nur defensive Waffen wie Schild, Helm, Brustpanzer, usw. oder auch Schwert und Lanze mitführen? Und wenn letzteres positiv beantwortet worden waren, stellte sich wiederum die Frage, ob sie sich nur verteidigen oder, weil es ein Krieg im Namen Gottes war, auch selber aktiv in den Kampf eingreifen durften[65].

Auf den ersten Blick verwirrend, zählte Innozenz IV. unter die Personen, denen Krieg grundsätzlich verboten sei, neben Bischöfen und Kanonikern auch die Templer[66]. Dies entsprach der Auffassung des Kanonisten Rufinus († 1192), der gegen sophistische Differenzierung zwischen verschiedenen Gruppen von Klerikern alle, welchen Grades und Status auch immer, vom Krieg ausgeschlossen sehen wollte, mit zwei Ausnahmen: Selbstverteidigung und – auf Befehl eines Vorgesetzten – Kampf gegen Heiden[67]. Für den Kreuzzug war damit die Beteiligung der Kleriker zugelassen, und der vorerst unverständliche Einbezug der Templer löst sich auf: sie durften nicht an inneren Kriegen der christlichen Welt teilnehmen, die keinen Kreuzzugscharakter besitzen[68].

III.

Eine breitere, prinzipielle Kritik am Kreuzzug wurde erst im 13. Jahrhundert entwickelt[69], wenn auch weiterhin viel verbreiteter die Kritik an den mit dem Kreuzzug verbundenen Erscheinungen war, vor allem an der kurialen Finanzpolitik. Kreuzzugskritik war in diesen Fällen in hohem Masse Kritik am Papsttum.

Die zentralen Angriffe kamen von zwei Seiten her. Im Hintergrund war die vor Caesarea, bei den ersten Templern und bei Gratian erkennbare Gegenposition stets präsent geblieben. Sie wurde am Ende des 12. Jahrhunderts philosophisch-theolo-

---

65 E.-D. Hehl, Kirche und Krieg im 12. Jahrhundert, Stuttgart 1980, S. 236–238; Brundage, Medieval Canon Law S. 28f.

66 Innozenz IV., Apparatus in quinque libros Decretalium zu X 2, 13, 12, Frankfurt a.M. 1570, f. 231v: *Vim quomodo hoc licuit, cum essent personae religiosae episcopus et canonici et Templarii vix potuit hoc fieri sine poena canonica,* zitiert bei Brundage, Medieval lawyers S. 130 Anm. 75.

67 Rufinus, Summa zu C. 23 q. 8 pr., ed. Singer S. 404, vgl. Brundage, Holy War S. 111f.

68 Zu diesem Problemkreis vgl. jetzt A. Forey, Military Orders and Secular Warfare in the Twelfth and Thirteenth Centuries, Viator 24 (1993) S. 79–100, doch ohne auf die kanonistische Erörterung einzugehen.

69 So zu Recht Siberry gegen Throop.

gisch-geschichtseschatologisch vom kalabrischen Mönch und Geschichtsphilosophen Joachim von Fiore aufgegriffen. In seiner „Expositio" erklärte er, der Kreuzzug mit der Waffe werde umso weniger siegreich sein können, als in dem zwischen 1200 und 1260 anbrechenden dritten *status* der Zeit die *viri spirituales* die Juden und Heiden mit dem Wort bekehren und sie friedlich in Christi Herde sammeln würden[70]. Damit gehörte der Kreuzzug einer überwundenen, unmittelbar vor der Ablösung stehenden Zeit an. Was bei Joachim verhüllt ausgedrückt war, nahmen seine Anhänger auf. In der Schrift „Super Heremiam" – entstanden zwischen 1243 und 1248 in joachitischen Kreisen Kalabriens oder unter den Spiritualen[71] – hieß es, der Kreuzzug schwäche die Christenheit bei der Abwehr der „Heiden", was sich wohl auf die Mongolen beziehen muß, freilich die pazifistisch-missionarische Ebene verließ und die Frage nach dem gefährlicheren Gegner stellte. Doch die Lehre Joachims lebte weiter. Salimbene von Parma († 1277/78) kommentierte in seiner Chronik ausführlich eine in Versen abgefaßte Prophezeiung, in deren äußerlich getreuer Erfüllung Papst Gregor X. (1271–1276) so früh starb, weil er sich immer wieder für den Kreuzzug eingesetzt hatte, der gegen Gottes Plan war, nachdem das Jahr 1260 vorüber und das dritte Zeitalter angebrochen war und die Kirche nach außen nur noch friedliche Mittel verwenden durfte[72].

Auf der anderen Seite kam es nun zu einer allgemeinen Haltung, die sich gegen den Kreuzzug wandte. Intensiv und oft sehr kritisch beschäftigten sich die Troubadours mit dem Kreuzzug[73]. Seit dem vierten Kreuzzug, den Guyot de Provins das Papsttum aus Habgier führen ließ, weil Beute nur in Konstantinopel zu machen gewesen sei[74], deutlich anwachsend, wenn auch wieder mit einer charakteristischen Zwiespältigkeit, diente Kritik am Kreuzzug auch bei ihnen zum Teil mehr als Folie für eine umfassende Kritik an der Kirche insgesamt, vor allem am Anspruch des Papsttums auf eine führende Rolle in der christlichen Welt. Nach dem fünften Kreuzzug, auf dem der päpstliche Legat Pelagius eine verhängnisvolle Rolle gespielt hatte, wuchs die Kritik weiter, doch immer noch mehr an Fehlern dieses oder jenes Anführers als prinzipiell am Kreuzzug und der Kreuzzugsidee[75].

70 Joachim von Fiore, Expositio in Apocalypsim, Venedig 1527, fol. 164, 197.

71 Vgl. Reeves, The Influence of Prophecy in the Later Middle Ages. A Study in Joachimism, Oxford 1969; Siberry S. 204.

72 Salimbene de Adam, Cronica, Mon. Germ. Script. 32, S. 491–495.

73 Zu ihnen als Kreuzzugskritikern vgl. Throop S. 28–43; Siberry S. 4–11.

74 La Bible, ed. J. Orr, Les oeuvres de Guiot de Provins, Manchester 1915, S. 34.

75 Vgl. die Kritik an Pelagius und am Klerus bei Guillaume le Clerc in seiner Satire ‚Le besant de Dieu', ed. P. Ruelle, Bruxelles 1973, II v. 2547–2563: Wenn der Klerus die Rolle von füh-

Wenn die einen, sozusagen rückwärts gewandt, weiterhin den Kreuzzug gegen die Sarazenen propagierten als Mittel, um Europa im Inneren zu befrieden[76] – ganz wie es Urbans II. Ziel gewesen war –, so kamen dennoch neue Töne hinzu, wenn Guillem Figueiras Rom anklagte, gegen die Sarazenen wenig zu unternehmen, jedoch Griechen und Lateiner umzubringen[77], andere den Kreuzzug schließlich mit bissigen bis sarkastischen Äußerungen bedachten. Bertrand d'Alamanon riet Karl von Anjou, besser rebellierende Städte in der Provence zu unterwerfen als das Kreuz zu nehmen: „Ich frage euch: ist dies ein kluger Mann, der von den Türken fordert, was er schmachvoll zu Hause verliert"[78].

Reiches Material der Reflexion und der Polemik boten den Troubadours der Provence wie auch den kaiserlichen Propagandisten die Ketzerkreuzzüge in Südfrankreich und die Kreuzzüge gegen die Staufer. Vor allem der Albigenserkreuzzug führte zu erbitterten Kritiken: „Sie ziehen den Krieg dem Frieden vor, Bosheit und Sünde gefallen ihnen so sehr; ich wäre gerne auf den ersten Kreuzzug mitgezogen, doch alles, was ich von diesem (d.h. dem Albigenserkreuzzug) sehe, stößt mich ab", dichtete Folquet de Romans[79], wobei ein besonderes Ärgernis die Versuche bildeten, den vor Toulouse gefallenen Simon de Montfort zum Märtyrer und Heiligen zu machen. Der Widerstand entzündete sich an den heute als politische Kreuzzüge bezeichneten Aktionen. Nach verbreiteter Auffassung verletzte der Einfall der sogenannten Schlüsseltruppen des Papstes ins Königreich Sizilien im Jahre 1228 den kirchenrechtlich gewährleisteten Schutz des Kreuzfahrers, wenn auch Gregor IX. dem gebannten Staufer den Status eines Kreuzfahrers gerade abgesprochen hatte.

Auf einer abstrakten Ebene wurde die ideelle Basis der Orientkreuzzüge und damit, ohne es unmittelbar zu bemerken, der Kreuzzug überhaupt von den Päpsten des 13. Jahrhunderts durch diese Verwendung als politisches Instrument untergraben. Erklärte nicht Innozenz IV. im Jahre 1254, man müsse ggf. Kreuzfahrer vor der Reise ins Hl. Land zurückhalten und sie gegen Häretiker in Europa schicken –

renden Rittern übernimmt, so ist dies gegen das Recht. „Ein Kleriker sollte laut aus der Bibel vorlesen und Psalmen lesen und den Ritter seine Aufgabe auf dem Schlachtfeld erfüllen lassen. Laßt den Kleriker vor dem Altar bleiben und für die Krieger beten".

76 Throop S. 79.

77 Guillem Figueira, D'un sirventes far, ed. V. de Bartholomaeis, Poesie provenzali storiche relative all'Italia (Fonti per la Storia d'Italia 72), Roma 1931, 2, S. 98f.

78 Bertran d'Alamanon, Ja de chantar nulh temps no serai mutz (von 1247), ed. S. de Grave, Le troubadour Bertran d'Alamanon, Toulouse 1902, S. 28.

79 Folquet de Romans, Quan cug chantar, ed. R. Zenker, Die Gedichte des Folquet von Romans (Romanische Bibliothek XII: Halle 1896), S. 59 von 1228.

womit er keineswegs mehr die dogmatische Häresie, sondern die Staufer meinte –, denn es sei viel besser, den Glauben zu Hause zu verteidigen als im weit entfernten Osten[80]. Diese Argumentation hatte auf dem ersten Kreuzzug dazu gedient, die wenig organisierten Massen gegen die Juden anzustacheln. Für die Kreuzzugsidee war sie verheerend. Häretiker bzw. politische Gegner des Papsttums gab es immer, so daß der besonderen Schutzaufgabe gegenüber den Kreuzfahrerstaaten der Todesstoß versetzt war, wie dann auch die Anhänger Friedrichs II. zu Recht bemerkten, der Kreuzzug gegen einen christlichen Herrscher sei eigentlich ein Verrat am Hl. Grab. Die Bemühungen um das Hl. Land verloren ihre Glaubwürdigkeit, so daß die Kritiker leichtes Spiel bekamen: „In welchem Buch (der Bibel), Rom, findest du, daß man Christen töten soll?“, konnte der Troubadour Guillem Figueira fragen[81].

Auf der Gegenseite war die extreme Position das Postulat „ohne militärische Waffen“, das wir noch genauer kennenlernen werden. Verbreiteter war in der Tradition der Germanenmission des Frühmittelalters die Hoffnung, durch eine äußere Machtdemonstration würden die Gegner von der inneren Überlegenheit des christlichen Glaubens überzeugt sein. Eigentliche Kreuzzugskritik stellte dies natürlich nicht dar, nur eine Diskussion über die Wege.

Anders verhielt es sich mit den eigentlichen Pazifisten. Zu ihnen werden oft die Bettelorden gezählt, doch selbst Franziskus und Dominikus werden zu Unrecht pauschal als totale Pazifisten bezeichnet. Dominikaner und Franziskaner unterstützten den Kreuzzug, ja sie übernahmen eine zunehmend wichtigere Rolle in der Kreuzzugspropaganda[82]. Dennoch entstand im Lauf des 13. Jahrhunderts unter ihnen eine Strömung, die zur reinen gewaltfreien Mission übergehen wollte, wie beim Spanier Raimund von Peñafort und bei dem englischen Franziskaner Roger Bacon. Während dessen Ordensbruder Adam Marsh dem Kreuzzug nicht völlig absagte, ihn freilich von Mission begleitet sehen wollte, verurteilte ihn Roger Bacon rundweg, da er Bekehrung mehr behindere als unterstütze: „*Krieg gegen Sarazenen-Heiden-Tataren ist kein wirksames Mittel, denn die Kirche ist auf den Kreuzzügen mehrfach besiegt worden, wie es jenseits des Meeres geschah, und eben wieder auf dem letzten Zug des französischen Königs (*gemeint der Kreuzzug

---

80 Zit. N. Paulus, Geschichte des Ablasses im Mittelalter, Paderborn 1925, 2, S. 27f.; Throop S. 47.

81 De Bartholomaeis (wie Anm. 77) S. 100.

82 Zur Bedeutung der Bettelorden für die Kreuzzugspredigt vgl. Chr. T. Maier, Preaching the Crusade. Mendicant Friars and the Cross in the Thirteenth Century, Cambridge 1994.

gegen Tunis 1270*) ... Wer (unter den Muslims) den Kreuzzug überlebt, ist wegen dieser Gewaltanwendung gegenüber dem christlichen Glauben mehr und mehr verbittert ... Daher ist die Bekehrung der Sarazenen in vielen Teilen der Welt unmöglich geworden, vor allem in Übersee und in Preußen*“[83].

Neben die Kritik an den äußeren Erscheinungen trat angesichts der fortgesetzten Mißerfolge auch unter pragmatischen Gesichtspunkten der innere Zweifel an einer militärischen Lösung des Verhältnisses zwischen Christen und Islam. Lohnte es sich, etwas für den Kreuzzug zu tun? War er überhaupt Gottes Wille? Wenn Gott soviel am Hl. Land lag, weshalb verlief die Geschichte nicht anders? Es war letztlich die Frage der Theodizee, die hier gestellt wurde. Schon am Ende des 12. Jahrhunderts äußert Albrecht von Johansdorf die angeblich verbreitete Auffassung, Gott möge doch seine Allmacht einsetzen, um selber die Sarazenen aus dem Hl. Land zu vertreiben, so daß, wie impliziert war, ein Kreuzzug nicht mehr nötig wäre. Diese Haltung steigerte sich um 1265 beim Troubadour Guillem Daspols zu dem bereits als sarkastisch zu bezeichnenden Stoßgebet: „Mein guter Herr, Du könntest doch ein gutes Wort sprechen und so diesen großen Schaden für die Menschen heilen, wenn du jedem Sarazenen den Willen gibst, seinen Irrtum einzusehen. Dann würde keiner in die Schlacht gehen müssen, denn jeder würde seine eigene Torheit kennen. Wir leiden an dieser schrecklichen Sünde, und für dich ist es leicht, dieses Blutvergießen aufhören zu lassen“[84].

IV.

Noch bleibt ein Blick auf das Verhältnis von Kreuzzug und Kreuzzugsidee zur Friedensproblematik in den Kreuzzugsgutachten zu werfen. Selber ein profunder Kenner des Hl. Landes, wo er von der Nachricht seiner Wahl überrascht worden war, wollte Papst Gregor X. auf dem 2. Konzil von Lyon im Jahre 1274 einen neuen allgemeinen Kreuzzug und eine neue Kreuzzugssteuer beschließen lassen. Nachdem der Kreuzzug jedoch während Jahrzehnten eine einzige Serie von Mittelabzweigungen zugunsten anderer Zwecke gewesen war, fand er, für die Stimmung in der zweiten Hälfte des 13. Jahrhunderts kennzeichnend, bei scinen Be-

83 Roger Bacon, Opus maius, pars 3, c. 13, ed. J. H. Bridges, Oxford 1900, 3, S. 120–122. Er meinte, die Bekehrung der noch heidnischen Völker wäre längst erfolgt, wenn die Ordensritter mehr an Bekehrung und weniger an Unterwerfung dächten. Unter Sarazenen versteht er nicht nur Muslims, sondern allgemein Heiden.

84 Nach K. Lewent, Das altprovenzalische Kreuzlied, Berlin 1905, S. 7.

teuerungen, sich wirklich für den Osten einsetzen zu wollen, lange keinen Glauben. Er gestand daher feierlich zu, die neuen Abgaben im Falle eines Nichtzustandekommens des Kreuzzuges zurückzuzahlen. Doch ebenso bezeichnend antwortete nach seinem Tode sein Nachfolger Nikolaus III. (1277–1280) auf Nachfragen kurz angebunden, die Mittel seien für andere Aufgaben der Kirche verwendet worden.

Vor dem Konzil erhielt der Papst vier größere Stellungnahmen zur Frage des Kreuzzugs und des allgemeinen Zustands der Kirche. Alle vier stammen von einem Verfasser, der selber an der Kreuzzugspredigt beteiligt war. Sie gestatten daher auch, die Bedeutung der Friedensidee in der Kreuzzugsdiskussion zu erfassen. In einem kurzen Überblick sah der mährische Bischof Bruno von Olmütz als erste Voraussetzung den inneren Frieden, womit er die Wiederherstellung des seit dem Tode Friedrichs II. verwaisten Kaisertums in der Person seines böhmischen Königs meinte, und dann einen Kreuzzug im Nordosten, wo sozusagen im Rücken Frieden geschaffen werden müsse, bevor man ins Hl. Land ziehe[85]. Bei aller verbalen Versicherung, wieviel ihm an diesem liege, betonte er die Gefahren der Scylla, sprich der Prußen und Tataren, gegenüber der Charybdis, sprich den Muslims im Hl. Lande. Irgendein Zweifel an der Kreuzzugsidee als solcher ist freilich nicht zu erkennen, und Frieden war für ihn instrumental der Zustand, der im Inneren der christlichen Welt durch die höchste weltliche Führungsinstanz und an der nähergelegenen äußeren Front durch Krieg erreicht werden mußte, um überhaupt einen Orientkreuzzug durchführen zu können – mit der Formulierung des Kirchenvaters: „Krieg führen, um Frieden zu schaffen"[86].

Eine zweite Stellungnahme für das Konzil findet sich heute als Teil der Schrift „De statu Sarracenorum" des Dominikaners Wilhelm von Tripolis, der sozusagen vor Ort in Akkon lebte[87]. Aufgrund von angeblich verbreiteten Prophezeiungen unter den Muslims, daß die politische Macht des Islams in Kürze zusammenbrechen und der Rest der Muslims sich zum Christentum bekehren werde, plädierte

---

85 Ediert von C. Höfler, in: Abh. der hist. Kl. der Bayer. Akad. der Wiss. 3. Reihe 4 (1846) S. 18–28; vgl. Throop S. 105–114.

86 Vgl. oben S. xx und Anm. 17.

87 P. Engels, Wilhelm von Tripolis, Notitia de Machometo. De Statu Sarracenorum, Würzburg 1992, hat nachgewiesen, daß entgegen der bisherigen Auffassung, vgl. z.B. Throop S. 115–146, nicht das ganze Werk ein Gutachten für das Konzil ist, sondern höchstens c. 17–23, ed. Engels S. 314–334. Zu Wilhelms Lebenslauf vgl. neben Engels S. 35–40 auch B. Z. Kedar, Crusade and Mission, European Approaches toward the Muslims, Princeton N.J. 1984, S. 180ff.

er für die Mission, obwohl er damit die beiden ersten Teile dieser Prophezeiungen außer acht ließ, die von einer militärischen Katastrophe und einer Flucht der Muslims durch die Wüste sprachen, denen je ein Drittel von ihnen zum Opfer falle, während nur das letzte Drittel den Weg zum christlichen Glauben nehme. Gewonnen werden sollten nach der Auffassung Wilhelms die Muslims durch einfache Predigt ohne philosophische Argumentationen und ohne militärische Waffen *(sine armis militaribus)*[88]. Dennoch hat man ihn ex silentio zu einem prinzipiellen Gegner des Kreuzzuges gemacht, den er zwar unter solchen Umständen wohl für überflüssig ansah, aber im erhaltenen Text überhaupt nicht anspricht, während er zehn Jahre zuvor in päpstlichem Auftrag in Frankreich für den Kreuzzug geworben hatte.

Das dritte Gutachten, die „Collectio de scandalis ecclesiae" des Franziskaners Gilbert von Tournai, sah als grundlegendes Problem der Zeit und auch der Kreuzzugsbewegung die Korruption im Inneren der Kirche, so daß die Stellungnahme zum Kreuzzug Teil einer umfassenden Kritik an der Kirche und vor allem am Papsttum darstellte[89]. Als verhängnisvolle Übel galten ihm vor allem Kreuzzugssteuern und Gelübdeablösungen, nicht so sehr wegen ihres Mißbrauchs, sondern generell als eine Ausbeutung der Armen. Den Kreuzzug als solchen stellte Gilbert freilich so wenig wie Bruno von Olmütz in Frage, denn es lautet unmißverständlich: „der Islam muß ruiniert und das scharlachrote Tier (vgl. Apok. 17,3) vernichtet werden"[90]. Das Anliegen der „Collectio" sind daher die Gründe für den bisherigen Mißerfolg und das Nichtzustandekommen eines erfolgreichen Kreuzzuges, die in seinen Augen in den inneren Konflikten der lateinischen Welt zu suchen sind[91], eben jenem „Unfrieden", den schon Urban II. im Jahre 1095 durch den Kreuzzugsaufruf zu beseitigen versucht hatte.

Am meisten Aufmerksamkeit verdient das Gutachten des ehemaligen Generalminister der Dominikaner Humbert de Romanis. Aus der Dauphiné stammend, geboren um 1200, war er nach dem Studium des Kirchenrechts und der Theologie in Paris im Jahre 1224 in den Orden eingetreten und im Jahre 1254 der erste französische Generalminister geworden. Dieses Amt legte er nach neun Jahren nieder,

88 De Statu Sarracenorum c. 55 S. 370: *Et sic simplici sermone Dei sine philosophicis argumentis sive militaribus armis sicut oves semplices petunt baptismum Christi et transeunt in ovile Dei.*

89 Ed. P. A. Stroick, Archivum Franscicanum Historicum 24 (1931) 33–62; vgl. ders., ebd. 23 (1930) 3–41, 273–299; Throop S. 69–104.

90 Collectio S. 39.

91 Ebd.

um sich ganz der Predigt, insbesondere für den Kreuzzug, zu widmen. Seit langem Berater Ludwigs des Heiligen und Pate eines seiner Kinder, nahm er mit diesem im Jahre 1267 selber das Kreuz für das Unternehmen, das im Jahre 1270 mit dem Tode des Königs vor Tunis endete[92].

Nach 1263 verfaßte Humbert zuerst eine allgemeine Predigtanleitung, dann speziell für die Kreuzzugspredigt ein Handbuch mit dem Titel „De praedicatione Sanctae Crucis contra Sarracenos“[93], das acht gegen eine Kreuznahme vorgebrachte persönliche Gründe anführte, wie Angst vor Verwundung und Seekrankheit, Heimatliebe, Scheu vor den Kosten, Spott von Mitmenschen, schlechter Rat und schlechtes Beispiel anderer, familiäre Verpflichtungen, fehlender Glaube an den Ablaß usw., aber in ihrer Widerlegung immer wieder die Berechtigung auch eines offensiv geführten Krieges betonte[94]. Humbert war daher prädestiniert, eines der Gutachten zu erstellen, die das Lyoner Konzil vorbereiten sollten, das „Opusculum tripartitum“[95]. Während dessen zweiter und dritter Teil der Union mit den Griechen und der Kirchenreform gewidmet sind, geht der umfangreichste erste Teil in 27 Kapiteln auf den Kreuzzug ein. Im Gegensatz zu den in „De praedicatione Crucis“ erörterten persönlichen Motiven, die zur Ablehnung des Kreuzzuges führten, behandelt das „Opusculum tripartitum“ sieben Argumentationsfelder, auf die ein Kreuzzugsprediger vorbereitet sein müsse, so daß hier auch allgemeine Kreuzzugskritik laut wird. Da die Antworten Humberts in vielen Fällen mittelbar weitere Argumente der Kritiker erschließen und deren Auffassungen relativ breit darlegen, zeigt sich, wie vielfältig und umfassend die Ablehnung des Kreuzzuges trotz der von den Theologen und Kanonisten erarbeiteten Theorie des Kreuzzuges als eines gerechten und „heiligen“ Krieges geworden war.

92 Zu Humbert vgl. P. Mortier in Histoire des Maîtres Généraux de l'ordre des frères Prêcheurs, Paris 1903, 1, S. 415–664; B. Birkmann, Die vermeintliche und die wirkliche Reformschrift des Dominikanergenerals Humbert de Romanis, Berlin 1916; K. Michel, Das Opus Tripartitum des Humbertus de Romanis O.P., Graz 1926; F. Heintke, Humbert von Romans, der fünfte Ordensmeister der Dominikaner, Berlin 1933; Throop S. 147–183; E. T. Brett, Humbert of Romans. His Life and Views of Thirteenth Century Society, Toronto 1984.

93 Vgl. Lecoy de la Marche, La prédication de la croisade au XIIIe siècle, Revue des questions historiques 48 (1890) 5–28; V. Cramer, Humbert von Romans' Traktat „Über die Kreuzpredigt“, in: Das Heilige Land 79 (1935), S. 132–153; 80 (1936), S. 11–23, 43–60, 77–88; Throop S. 162–168; Brett S. 167–175.

94 c. 18–25.

95 So besser als „Opus tripartitum“. Kurze Fassung in Mansi, Sacrorum conciliorum collectio XXIV 109–132; Langfassung in O. Gratius, Fasciculus rerum expetendarum et fugiendarum, Appendix, ed. E. Brown, London 1690, S. 185–229 (auf die Seiten dieser Ausgabe wird im Text verwiesen); Teiledition in Martène-Durand, Veterum scriptorum et monumentorum ... amplissima collectio VII, Paris 1733, S. 74–198. Zum Opusculum tripartitum vgl. Throop S. 147–160; Brett S. 176–194.

Von den sieben Gruppen von Kritiken können hier zwei außer Betracht gelassen werden, weil bei ihnen die Friedensfrage überhaupt keine Rolle spielt: die dritte, die in charakteristischer Weise für die neuen Denkstrukturen der Zeit rational, fast wissenschaftlich die für die Christen ungünstigen äußeren Umstände anführt, das ungünstige Zahlenverhältnis zwischen Franken und Muslims im Hl. Land, das ungewohnte Klima, die fremde Nahrung und die mangelnde Kenntnis der geographischen Gegebenheiten (S. 193–194), und die fünfte, die die Frage aufwirft, weshalb man sich auf die Muslims stürze, aber Juden und Tataren in Ruhe lasse (S. 195).

Der vierten Gruppe von Kritikern, die rein defensiv abzuwarten forderte, ob die Muslims wirklich die Christen zu Hause angriffen, und auf diese Weise in jedem Fall die Verluste auf der Fahrt in den Osten, wie Schiffbruch, Krankheit, usw. vermeiden will (S. 194–195), und der zweiten Gruppe, die ein unnötiges Vergießen von Christenblut mit vielen Opfern nicht nur unter dem gemeinen Volk, sondern auch von höchst nützlichen Fürsten wie Ludwig IX. beklagt und zudem auf dem Kreuzzug die sichere Unterscheidung zwischen Schuldigen und Unschuldigen nicht gewährleistet sieht, mit anderen Worten das Einhalten der pax Dei, die eben solche Gruppen vor den Folgen des Krieges bewahren sollte (S. 191–192), hält Humbert entgegen, daß man auf diese Weise den Krieg ins eigene Land verlagere, während für das Heil aller oft der Tod einiger notwendig sei und bei einer rein defensiven Haltung eine viel größere Zahl christlicher Opfer in Kauf zu nehmen wäre – also wieder Krieg, um Frieden zu schaffen.

Die drei restlichen Gruppen argumentieren mindestens zum Teil theologisch. Für die sechste Gruppe bringen die Kreuzfahrer ihre Gegner unter Verletzung des Gebotes der Nächstenliebe in die Hölle, da sie ihnen den Weg der Bekehrung abschneiden. Dies will Humbert heilsgeschichtlich dadurch widerlegen, daß getötete Muslims zwar in die Hölle gingen, doch je früher mit desto weniger Sünde (S. 196). Ganz offenkundig baut er aufgrund der Erfahrungen der letzten Jahrzehnte nicht mehr auf eine friedliche Bekehrung in größerer Zahl durch die von seinem Orden als besondere Aufgabe übernommene Mission. Dagegen wird ein als Präventivkrieg geführter Kreuzzug dem Christentum unter den Muslims Prestige verschaffen und zudem große materielle Vorteile durch die Beute und künftigen Tribute aus den eroberten Gebieten bringen.

Am unmittelbarsten stellen die erste und die letzte Gruppe den Kreuzzug in Frage. Diese schließt den Krieg nicht prinzipiell als illegitim aus, doch sieht sie durch seinen Ausgang den Kreuzzug ganz klar gegen den göttlichen Willen unternommen. Weshalb hätte Saladin das Hl. Land so rasch erobern können, weshalb wäre Friedrich Barbarossa in einem kleinen Bach ertrunken, weshalb Ludwig IX. mit seinen Brüdern in Ägypten gefangen genommen worden, weshalb schließlich der französische König vor Tunis gestorben, wenn nicht Gott gegen den Kreuzzug gewesen wäre? Humbert bleibt nur die Entgegnung, daß der Kreuzzug nicht von seinen irdischen Ergebnissen her beurteilt werden dürfe, Niederlagen manchmal als Bestrafung erfolgten, Ludwig IX. gerade wegen seines Schicksals als Heiliger bezeichnet werde. Auch wenn der Kreuzzug unter realpolitischer Betrachtung wenig Aussicht auf Erfolg zu haben scheine, obwohl ein Vergleich der Verlustzahlen auf beiden Seiten eigentlich zugunsten der Christen spräche, sei doch geistlich auf Gottes Hilfe zu hoffen (S. 197).

Jene erste, anscheinend durchaus zahlreiche Gruppe schließlich bestritt, gestützt auf das fünfte Gebot (2. Mose 20,13), das Jesus-Wort an Petrus (Matth. 26,52) und frühere päpstliche und konziliare Äußerungen, in grundsätzlicher Weise generell das Recht, das Blut von Muslims zu vergießen, was nicht mit dem Christentum vereinbar sei. Sie lehnte den Kreuzzug und überhaupt den Krieg prinzipiell ab und trat für die Mission als einzige legitime Form der Auseinandersetzung mit Andersgläubigen ein (S. 191). Dieses schon von Joachiten, Spiritualen und Roger Bacon[96] propagierte, auch bei Wilhelm von Tripolis in den Vordergrund gerückte *sine armis militaribus* bildete den extremen Gegensatz zum Kreuzzug. Ebenso prinzipiell entgegnete Humbert zuerst historisierend, daß zwar die Gewaltlosigkeit für die Zeit des Evangeliums angemessen gewesen sei, als das Christentum in seinen Anfängen ohne Macht dastand; nun aber mächtig geworden, müsse es auch mit dem Schwert verteidigt werden, denn „*es wäre töricht, den Ungläubigen und Bösen nicht entgegenzutreten, die alle Christen töten und die Verehrung Christi (cultus Christi) austilgen wollen*“. Damals habe die Kirche den Hl. Geist und Wunder zur Verfügung gehabt, nun müsse sie sich ohne diese auf die Waffen stützen. Er sieht also in der Kirchengeschichte zwei Epochen, eine erste der Gewaltlosigkeit, eine zweite mit einer auch militärisch offensiven Kirche, in genauem Gegenteil zur Auffassung Joachims von Fiore, der mit der Zeit des Heiligen Geistes auch eine Zeit der Gewaltlosigkeit anbrechen sah. Doch dieser theologisch-kirchengeschichtlichen Argumentation folgt die persönliche Invektive, daß die gleichen Leute in anderer Hinsicht keineswegs wie die von ihnen gepriesene frühe Kirche in Armut, Besitzlosigkeit, Demut lebten, sondern Reichtum, Genuß und

---

96 Vgl. oben S. 27 und Anm. 83.

Hochmut liebten (S. 191). Dennoch scheint Humbert der Gegenposition eine gewisse Berechtigung nicht zu versagen, denn er bezeichnet es nicht als *„richtig“* oder *„geboten“*, sondern nur als *non inconveniens*, *„nicht unpassend“*, gegen die Muslims Krieg zu führen.

Faßt man das Bild zusammen, das sich aus dem „Opusculum tripartitum“ ergibt, so sind die Argumente der Gegner erkennbar durchschlagender. Humbert befindet sich in der Defensive und muß auf Hoffnungen und auf die Unerklärlichkeit des göttlichen Willens ausweichen. Dabei zeigt das „Opusculum tripartitum“ zugleich, daß man zu Unrecht in Dominikanern und Franziskanern generell Gegner des Kreuzzuges oder Pazifisten sehen würde. Was Humbert vertritt, ist eine klare Gewaltideologie, die Bibelstellen in aktuelles Kreuzzugsgeschehen umsetzt, wie das Wort aus dem Alten Testament, daß einer tausend, zwei zehntausend Feinde getötet hätten (5. Mos. 32,30), oder das neutestamentliche Gleichniswort: „Meine Feinde, die nicht wollten, daß ich über sie herrsche, bringt her und tötet sie vor mir“ (Lk. 19,27).

Ohne Kreuzzug versäumen nach Humberts Auffassung die Christen die auch moralisch gebotene Pflicht, die Muslims, die Sodomiten seien und sich durch Handwaschungen zu reinigen glaubten, zum rechten Glauben zu führen. Wer eine Bekehrung ablehne, müsse, wie das bereits angeführte Bibelwort belege, getötet werden. Andererseits sei der Zweck des Christentums nicht, die Erde zu füllen, sondern den Himmel. Was mache es also aus, wenn die Zahl der Christen abnehme, weil sie auf einem ggf. auch erfolglosen Kreuzzug sterben, denn es sei keineswegs sicher, ob sie, wenn sie nicht im Kampf gegen die Muslims ihr Leben ließen, auch sonst in den Himmel kämen. Der Kreuzzug wird sozusagen zum breiten Tor zum Heil, zu dem sonst nur ein enger Zugang offen steht, er ist eben ein „heiligender“ Krieg.

Das eigentlich Bedeutsame an Humberts Äußerungen stellt jedoch die immer wieder durchdringende Skepsis gegenüber einem Erfolg der Mission unter den Muslims dar, der bei den Prußen und selbst den Tataren bzw. Mongolen als ganz reale Möglichkeit gesehen wird. Da die Muslims militärisch rasche Fortschritte machten, blieb für Humbert angesichts der Aussichtslosigkeit, die *pax christiana* nach außen auf anderem Wege durchzusetzen, der Kreuzzug das legitime Mittel, die Lage wenigstens zu stabilisieren. Dagegen entlarven sich die in den verschiedensten Formen offen oder unterschwellig vorgebrachten Friedensargumente der Gegner, ob theologisch oder irdisch begründet, in seinen Augen als ein egoistischer Vorwand, nicht das eigene Leben für Gott einsetzen zu müssen. Daher werden die Gegner des Kreuzzuges mit jenen verglichen, die das Volk Israel gegen Gottes Plan vom Marsch in das gelobte Land abhalten wollten.

V.

Bekanntlich ging die Zeit der Kreuzzüge zwei Jahrzehnte nach Humberts „Opusculum tripartitum“ zu Ende. Daß der Fall von Akkon im Jahre 1291 über verbale Reaktionen hinaus keinen neuen Aufbruch auslöste, weder spontan noch mobilisiert, war nicht die Folge der Kreuzzugskritik, ein wie breites Spektrum an Argumenten sie auch entwickelt hatte. Vielmehr sahen die Menschen ihren Platz nun in erster Linie zu Hause und werteten das Hl. Land nicht mehr als *hereditas Christi*, die eine eigene Verpflichtung nach sich gezogen hätte, sondern als ein fremdes, fernes Land. Auch der Klerus fühlte sich stärker an seinen König gebunden als an den Papst, ein supranationales Unternehmen unter kirchlicher Leitung wurde im Zeichen der entstehenden spätmittelalterlichen Nationalstaaten zunehmend als anachronistisch empfunden. Hinter den Klagen über die Kreuzzugssteuern verbarg sich so in Wirklichkeit eine Verschiebung der Loyalitäten. Weshalb sollte man Geld und Blut zahlen für etwas Fernes? Zudem war das Heil auch in Frankreich zu gewinnen, der Kreuzzugsablaß zu erlangen, ohne ins Hl. Land aufbrechen zu müssen, da sich ein Gelübde ja ablösen ließ.

Durch die Ausweitung auf immer neue Bereiche und durch die Umwandlung von Gelübden hatte das Papsttum den Kreuzzug seiner tragenden Kraft entleert, während das ursprüngliche Anliegen, die Friedenssicherung im Inneren und nach außen von neuen Kräften übernommen wurde. Mit dem Aufbau eines Gerichtswesens und der Durchsetzung eines Gewaltmonopols setzten nun Könige und Territorialfürsten den Frieden in ihren Gebieten durch. Auf der zwischenstaatlichen Ebene war man nicht mehr bereit, die Kreuzzüge gegen die Ketzer und die als Ketzer bezeichneten politischen Gegner als Friedensmaßnahme anzuerkennen. Ebenso war weder das Vorrücken der Türken in Kleinasien noch der Mongolensturm, nicht einmal der fortschreitende Verlust der christlichen Gebiete im Hl. Land verhindert worden. Weder nach innen noch nach außen schuf oder sicherte der Kreuzzug länger Frieden, er war im Gegenteil friedenszerstörend geworden. Damit hatte er aber seine eigentliche Konzeption und Funktion verloren.

Reihe „Theologie und Frieden"

Band 1
Thomas Hoppe
Friedenspolitik mit militärischen Mitteln
Eine ethische Analyse strategischer Ansätze
1986. 320 Seiten

Band 2
Ernst J. Nagel
Die Strategische Verteidigungsinitiative als ethische Frage
1986. 160 Seiten

Band 3
Franz Furger/Ernst J. Nagel (Hrsg.)
Die Strategische Verteidigungsinitiative im Spannungsfeld von Politik und Ethik
1986. 156 Seiten

Band 4
Gerhard Beestermöller
Thomas von Aquin und der gerechte Krieg
Friedensethik im theologischen Kontext der Summa Theologiae
1990. 260 Seiten

Band 5
Heinz-Gerhard Justenhoven
Francisco de Vitoria zu Krieg und Frieden
1991. 213 Seiten

Band 6
Gerhard Beestermöller/
Norbert Glatzel (Hrsg.)
Theologie im Ringen um Frieden
Einblicke in die Werkstatt theologischer Friedensethik
1995. 218 Seiten

Band 7
Francisco de Vitoria
Vorlesungen I
Völkerrecht, Politik, Kirche
Mit einer Einführung in Leben und Werke Vitorias von Ulrich Horst
Texte lateinisch/deutsch
Herausgegeben von Ulrich Horst, Heinz-Gerhard Justenhoven, Joachim Stüben
1995. 661 Seiten

Band 8
Francisco de Vitoria
Vorlesungen II
Völkerrecht, Politik, Kirche
Texte lateinisch/deutsch
Herausgegeben von Ulrich Horst, Heinz-Gerhard Justenhoven, Joachim Stüben
1997. 844 Seiten

Band 9
Markus Weinland
Das Friedensethos der Kirche der Brüder im Spannungsfeld von Gewaltlosigkeit und Weltverantwortung
1996. 180 Seiten

Band 10
Gerhard Beestermöller
Die Völkerbundsidee
Leistungsfähigkeit und Grenzen der Kriegsächtung durch Staatensolidarität
1995. 169 Seiten

Band 11
Kirchlicher Auftrag und politische Friedensgestaltung
Festschrift für Ernst Niermann
Herausgegeben von Alfred E. Hierold und Ernst J. Nagel
1995. 278 Seiten

Band 12
Matthias Gillner
Bartolomé de Las Casas und die Eroberung des indianischen Kontinents
1997. 298 Seiten

Band 13
Ernst Josef Nagel
Die Friedenslehre der katholischen Kirche
Eine Konkordanz kirchenamtlicher Dokumente
1997. 296 Seiten

Band 14
Johann Maier
Kriegsrecht und Friedensordnung in jüdischer Tradition
1998. Ca. 360 Seiten

Band 15
Marcel Pekarek
Absolutismus als Kriegsursache
Die französische Aufklärung zu Krieg und Frieden
1997. 210 Seiten

Reihe „Beiträge zur Friedensethik"

Band 1-11: vergriffen

Band 12
Wilfried Hartmann
Der Friede im früheren Mittelalter
Zwei Studien
1992. 61 Seiten

Band 13
Rudolf Weigand
Krieg und Frieden in den Rechtssammlungen des Ivo von Chartres
1992. 22 Seiten

Band 14
Norbert Lohfink
Krieg und Staat im alten Israel
1992. 38 Seiten

Band 15
Klaus Ebeling
Der Handel mit Rüstungsgütern als Anfrage an eine Ethik der Politik
Eine Problemskizze
1992. 52 Seiten

Band 16
Johann Maier
Friedensordnung und Kriegsrecht im mittelalterlichen Judentum
Dargestellt auf der Basis der Schriften des Maimonides
1993. 176 Seiten

Band 17
Wolfgang Palaver
Kollektive Sicherheit in Europa und österreichische Neutralität
Eine ethische Reflexion aus der Sicht der Katholischen Soziallehre
1993. 44 Seiten

Band 18
Alfons Weiser
Die gesellschaftliche Verantwortung der Christen nach den Pastoralbriefen
1994. 55 Seiten

Band 19
Ernst J. Nagel
Neue sicherheitspolitische Herausforderungen aus ethischer Sicht: Eid, Wehrpflicht, Suffizienz und Friedensordnung
1994. 85 Seiten

Band 20
Klaus Schatz
Ultramontanismus, Bellum Iustum und Kriegsdienstverweigerung
1994. 37 Seiten

Band 21
Ernst J. Nagel
Flüchtlinge und „Kirchenasyl"
1995. 40 Seiten

Band 22
Gerhard Rottenwöhrer
Zeichen der Satansherrschaft: Die Katharer zu Verfolgung, Mord und Strafgewalt
1996. 40 Seiten

Band 23
Klaus Arnold
Mittelalterliche Volksbewegungen für den Frieden
1996. 25 Seiten

Band 24
Gerhard Beestermöller (Hrsg.)
Ökumenische Sozialethik als gemeinsame Suche nach christlichen Antworten
1996. 74 Seiten

Band 25
Bernhard Töpfer
Eigentum und Unfrieden
Zur Deutung eines Seneca-Zitats durch Autoren des 12. bis 14. Jahrhunderts
1996. 25 Seiten

Band 26
Frank-Lothar Hossfeld
„Du sollst nicht töten!"
Das fünfte Dekaloggebot im Kontext alttestamentlicher Ethik
1998. Ca. 80 Seiten

Band 27
Wolfgang Palaver
Die mythischen Quellen des Politischen
Carl Schmitts Freund-Feind-Theorie
1998. 88 Seiten

Band 28
Hubert Irsigler
Ein Weg aus der Gewalt?
Gottesknecht kontra Kyros im Deuterojesajabuch
1998. 44 Seiten

Band 29
Rudolf Hiestand
„Gott will es!" – Will Gott es wirklich?
Die Kreuzzugsidee in der Kritik ihrer Zeit
1998. 38 Seiten

Reihe „Bibliographie Theologie und Frieden"

Band 1.1
Monographien I
Herausgegeben vom Institut für Theologie und Frieden
2. Auflage 1985. 561 Seiten

Band 1.2
Thesaurus. Register
Herausgegeben vom Institut für Theologie und Frieden
2. Auflage 1985. 245 Seiten

Band 2.1
Zeitschriften I
Herausgegeben vom Institut für Theologie und Frieden
1993. 572 Seiten

Band 2.2
Thesaurus. Register
Herausgegeben vom Institut für Theologie und Frieden
1993. 196 Seiten

2. Ausgabe auf CD-ROM
Monographien (Stand 1995)
Zeitschriften (Stand 1994)
Herausgegeben vom Institut für Theologie und Frieden 1996.
Mit Bedienungshandbuch